Anis Chaari
Mounir Bouaziz

L'Embolie Pulmonaire Fibrino-Cruorique

Mabrouk Bahloul
Anis Chaari
Mounir Bouaziz

L'Embolie Pulmonaire Fibrino-Cruorique

L'Embolie Pulmonaire Fibrino-Cruorique:
Physiopathologie, Diagnostic et Traitement

Presses Académiques Francophones

Impressum / Mentions légales

Bibliografische Information der Deutschen Nationalbibliothek: Die Deutsche Nationalbibliothek verzeichnet diese Publikation in der Deutschen Nationalbibliografie; detaillierte bibliografische Daten sind im Internet über http://dnb.d-nb.de abrufbar.

Alle in diesem Buch genannten Marken und Produktnamen unterliegen warenzeichen-, marken- oder patentrechtlichem Schutz bzw. sind Warenzeichen oder eingetragene Warenzeichen der jeweiligen Inhaber. Die Wiedergabe von Marken, Produktnamen, Gebrauchsnamen, Handelsnamen, Warenbezeichnungen u.s.w. in diesem Werk berechtigt auch ohne besondere Kennzeichnung nicht zu der Annahme, dass solche Namen im Sinne der Warenzeichen- und Markenschutzgesetzgebung als frei zu betrachten wären und daher von jedermann benutzt werden dürften.

Information bibliographique publiée par la Deutsche Nationalbibliothek: La Deutsche Nationalbibliothek inscrit cette publication à la Deutsche Nationalbibliografie; des données bibliographiques détaillées sont disponibles sur internet à l'adresse http://dnb.d-nb.de.

Toutes marques et noms de produits mentionnés dans ce livre demeurent sous la protection des marques, des marques déposées et des brevets, et sont des marques ou des marques déposées de leurs détenteurs respectifs. L'utilisation des marques, noms de produits, noms communs, noms commerciaux, descriptions de produits, etc, même sans qu'ils soient mentionnés de façon particulière dans ce livre ne signifie en aucune façon que ces noms peuvent être utilisés sans restriction à l'égard de la législation pour la protection des marques et des marques déposées et pourraient donc être utilisés par quiconque.

Coverbild / Photo de couverture: www.ingimage.com

Verlag / Editeur:
Presses Académiques Francophones
ist ein Imprint der / est une marque déposée de
AV Akademikerverlag GmbH & Co. KG
Heinrich-Böcking-Str. 6-8, 66121 Saarbrücken, Deutschland / Allemagne
Email: info@presses-academiques.com

Herstellung: siehe letzte Seite /
Impression: voir la dernière page
ISBN: 978-3-8381-7262-0

L'Embolie Pulmonaire Fibrino-Cruorique

Mabrouk Bahloul[1], Anis Chaari[1], Mounir Bouaziz[1].

1. Service de Réanimation médicale. Hôpital Habib Bourguiba Route el Ain Km 1   3029 Sfax   Tunisie.

Correspondence to:

Docteur Mabrouk Bahloul.

Professeur Agrégé Service de Réanimation médicale.

Hôpital Habib Bourguiba

Route el Ain Km 1   3029 Sfax   Tunisie.

Tel: 0021698698267

Fax: 00 216 74 242 621

E-mail: bahloulmab@yahoo.fr

Mots Cles : Embolie Pulmonaire, Phlébite, Thromboses, Anticoagulation, Prévention

1

1-EPIDEMIOLOGIE

La maladie veineuse thromboembolique (MTEV) représente encore un problème de santé publique dans tous les pays. Elle constitue un problème sanitaire majeur même dans les pays développés. En effet, aux Etats-Unis, 5 Millions de thromboses veineuses profondes (TVP) et 630 000 cas d'EP sont enregistrés chaque année [1]. En France, l'incidence annuelle est de 60 embolies pulmonaires pour 100 000 habitants [2]. De même, les complications thromboemboliques sont fréquentes chez les patients hospitalisés. En effet, en dehors d'une anti-coagulation préventive, 10 à 60 % des patients hospitalisés développent ce type de complication [3]. Cette incidence est plus élevée dans les services d'orthopédie (40 à 60 %) que dans les services de chirurgie et/ou de médecine interne (10 à 40 %) [3]. Lorsqu' elles sont non diagnostiquées et non traitées à temps, ces thromboses vont devenir de plus en plus extensives entraînant une thrombose proximale dans 33 % des cas avec un risque accrue d'EP mettant en jeu le pronostic vital [3]. En effet, l'EP représente la cause du décès des patients hospitalisés dans 10 à 30 % des cas [3, 4]. Les séries autopsiques faites chez des patients pour lesquels la cause de décès était une EP diagnostiquée en post mortem, montrent que l'incidence réelle de l'EP bien que largement étudiée au cours de ces 3 décennies reste toujours sous estimée [5, 6, 7]. En effet, l'EP représente 4,3 à 13,5 % des causes des morts subites selon les études récemment rapportées [8, 9].

En plus du retentissement sur le pronostic vital, les coûts de santé engendrés par l'EP sont importants. Dans une analyse américaine coût efficacité, les coûts moyens de la prise en charge de l'EP ont été estimés à environ 6300 Dollars (cela représente la partie la plus importante du coût lié à la durée du séjour) [10].

Dans les unités de soins intensifs, les facteurs de risque sont multiples : à ceux présents avant l'admission (chirurgie récente, sepsis, cancer, accident vasculaire, insuffisances cardiaque ou respiratoire, antécédent de MVTE, grossesse, âge), s'ajoutent ceux acquis durant le séjour (immobilisation, curarisation, cathéters centraux, ventilation assistée, hémodialyse).

En l'absence de prophylaxie, les taux des thromboses veineuses (TV) asymptomatiques rapportés sont compris dans une très large fourchette entre moins de 10 et près de 100 % [11-13] selon le type de recrutement des patients et selon les moyens diagnostiques (Echo-doppler, Phlébographie, Fibrinogène marquée). Le taux de TV proximales oscille entre 25 et 32 % [14]. Cependant, même l'utilisation d'une anti-coagulation préventive bien qu'elle diminue nettement la fréquence de cette pathologie, ne prévient pas complètement contre ce type de complication. En effet, l'incidence des TV ayant bénéficié d'une prophylaxie reste toujours élevée, entre 10 et 25 % selon les études, du fait de ces multiples facteurs risque [14]. La fréquence des EP est plus faible, oscillant entre 0.7 et 6% même chez des patients recevant une anti-coagulation préventive [15].

Au total, les complications thromboemboliques sont fréquentes surtout dans les milieux de soins intensifs. Il s'agit de complications graves. De plus, le retentissement sur le pronostic vital, les coûts de santé engendrés par l'EP sont importants. C'est seulement avec une prévention correcte qu'on peut diminuer l'incidence de cette pathologie dans la population globale, dans les services de médecine, de chirurgie et dans les unités de soins intensifs.

2- PHYSIOPATHOLOGIE

L'EP et les TVP constituent les deux volets d'une même maladie : la maladie veineuse thromboembolique.

Sur le plan physiopathologique, la maladie commence souvent par un thrombus au niveau des membres inférieurs (dans plus de 90 % des cas). Ce thrombus va ensuite migrer le long des veines fémorales, iliaques et la veine cave inférieure pour aller dans le ventricule droit ou il sera envoyé par la suite au niveau du tronc de l'artère pulmonaire où dans ses branches de division entraînant des conséquences respiratoires et hémodynamiques.

2.1- La Formation du thrombus

Trois facteurs exposent à la formation de complications thromboemboliques. Ces trois ont été décrit **par Virchow (la Triade de Virchow)** il y'a plus d'un siècle, il s'agit de la stase sanguine, l'hypercoagulabilité et de la lésion pariétale [16].

* La lésion vasculaire: il s'agit des différentes situations qui entraînent une anomalie de la paroi vasculaire. C'est le cas des atteintes vasculaires post traumatiques ou post chirurgicales et les atteintes de la paroi vasculaire qui s'installent avec l'âge (anomalie de l'endothélium vasculaire avec baisse de la sécrétion du monoxyde d'azote (NO) et/ou des prostacyclines (PG I 2) qui ont un rôle antiagrégant). Ces différentes situations seront à l'origine d'une adhésion puis d'une agrégation plaquettaire avec activation de la coagulation et synthèse de fibrine et d'une vasoconstriction associée.

* La stase sanguine: la stase veineuse semble être le facteur prédominant dans le développement de la MTEV [17]. Elle favorise la formation des thromboses dans les zones de stase [17]. Cette stase veineuse peut être observée en cas d'alitement et d'immobilisation secondaire à une baisse du débit sanguin dans le ou les membres concernés, comme elle peut être en rapport avec une compression d'une veine par un hématome ou par une position donnée lors d'un acte chirurgical [17].

* L'hypercoagulabilité : Cette situation peut être en rapport avec l'augmentation de la concentration des facteurs de coagulation et est responsable de l'initiation de la cascade de la coagulation (exemple une hyperfibrinogénémie). Cependant elle peut être aussi en rapport avec un déficit en inhibiteurs physiologiques de la coagulation en particulier l'antithrombine III, la protéine S et la protéine C ou le facteur V de Leiden [18]. Le déficit en l'un de ces facteurs potentialise le développement de la thrombose et par la suite de la survenue de l'EP [18].

Le thrombus se forme dans 90 % des cas au niveau des veines profondes des membres inférieurs [16, 19, 20]. Il est alors asymptomatique et peut le rester plusieurs jours. Quand les capacités de lyse physiologique du patient sont dépassées, il y'a un risque d'extension qui se fait en amont et surtout en aval avec un thrombus non adhérent à la paroi comportant un risque important d'EP [17]. La migration vers la circulation pulmonaire est responsable d'une oblitération brutale de l'artère pulmonaire ou de ses branches de division, entraînant des conséquences hémodynamiques et respiratoires.

Les Figures 1 et 2 schématisent respectivement les mécanismes de formation des thromboses et l'évolution des thromboses veineuses en dehors d'un diagnostic précoce et d'une prise en charge adéquate.

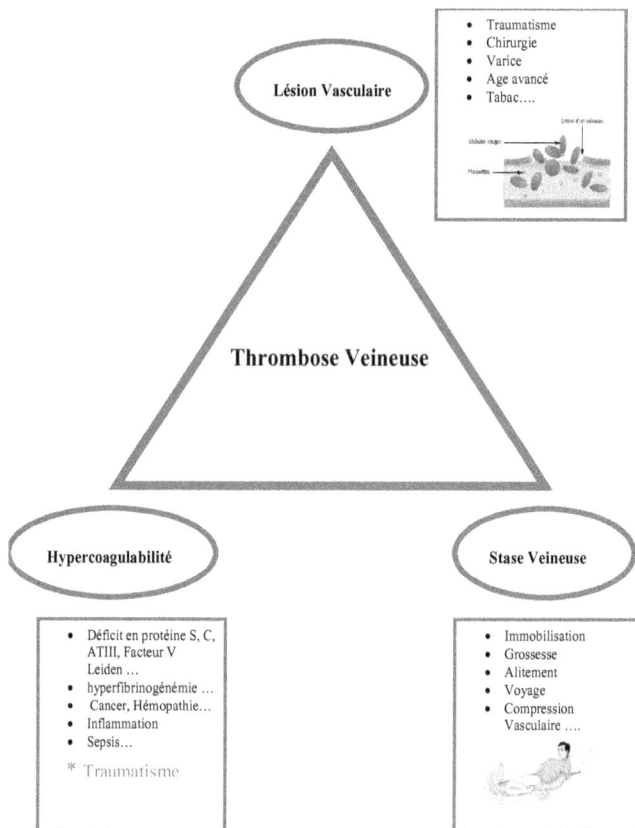

Figures 1 : Mécanismes de formation des thromboses veineuses profondes
(Triade de Virchow)

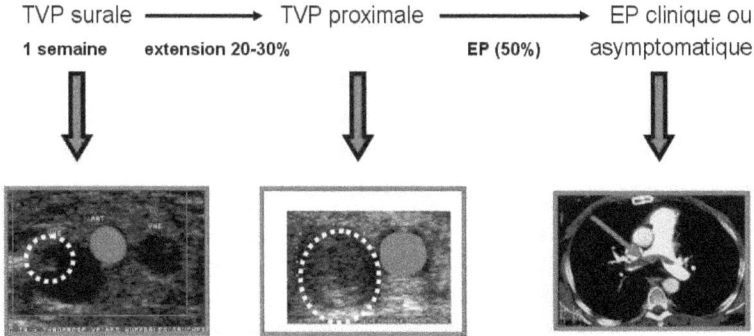

TVP surale ⟶ TVP proximale ⟶ EP clinique ou
1 semaine   extension 20-30%   EP (50%)   asymptomatique

TVP = thrombose veineuse profonde ; EP = Embolie Pulmonaire.

Figure 2 : Évolution naturelle de la MTEV (sans traitement).

2.2 - *Conséquences Hémodynamiques et Respiratoires*

Une fois le thrombus constitué au niveau des membres inférieurs, le plus grand risque est la migration dans la circulation veineuse en passant par la veine cave inférieure et les cavités cardiaques droites pour aller dans la circulation pulmonaire. La conséquence est une oblitération brutale de l'artère pulmonaire ou de ses branches de division entraînant des conséquences hémodynamiques et respiratoires **(Figure 3)**.

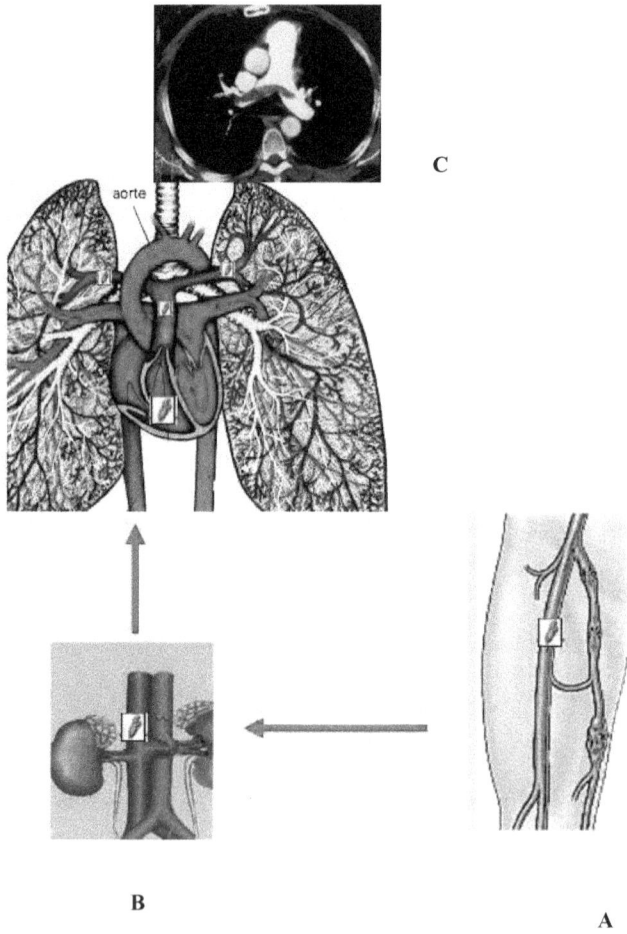

Figure 3: Schéma Récapitulatif de la formation du thrombus (A), sa migration le long de la veine cave inférieure (B) jusqu'à la formation d'une EP (C).

2.2.1- Conséquences hémodynamiques

L'EP est responsable d'une augmentation de la post charge ventriculaire droite.

La gravité de l'EP dépend de deux facteurs :

- L'importance de l'obstruction: chez un patient ayant une bonne fonction cardiaque, les perturbations hémodynamiques ne s'observent que lorsque le degré d'obstruction du lit pulmonaire est supérieur à 50 % (EP massive).

- L'état cardio- respiratoire sous jacent : les conséquences hémodynamiques seront plus graves et plus prononcées chez les patients ayant une atteinte cardio-respiratoire préalable.

Ainsi, suite à une EP, on peut distinguer 2 situations :

> soit l'EP est minime survenant sur une fonction cardio-respiratoire normale. Dans cette situation, le retentissement hémodynamique et respiratoire est très minime voire même absent.

> soit que l'obstruction est importante ou l'EP survient sur un terrain d'insuffisance cardiaque ou respiratoire. Dans cette situation le retentissement hémodynamique et/ou respiratoire sera très important.

Ainsi, sur un cœur déjà malade une petite embolie peut entraîner beaucoup de retentissement (état de choc). Sur un cœur sain, l'EP n'entraîne des effets hémodynamiques délétères que si l'obstruction dépasse 50 à 60 % du lit vasculaire pulmonaire.

Au cours de l'EP, l'amputation du lit artériel pulmonaire et les médiateurs libérés (thromboxane A2, endothéline, sérotonine) sont à l'origine d'une augmentation des résistances artérielles pulmonaires et ainsi d'une hypertension artérielle pulmonaire (HTAP) [19, 21, 22]. Ces phénomènes seront plus marqués lorsque l'obstruction est supérieure ou égale à 60% (qui s'accompagne d'une augmentation hyperbolique des résistances artérielles

pulmonaires). Ceci va aboutir à une augmentation de la post charge du ventricule droit (VD).
(Figure 4).

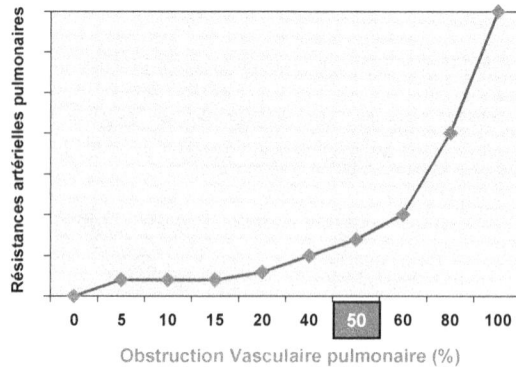

Figure 4: Corrélation entre degré d'obstruction et résistances artérielles pulmonaires
(RPT). (On remarque que la courbe prend un aspect hyperbolique dès que le degré
d'obstruction dépasse 50 %).

L'augmentation de la post charge du VD induit une augmentation de la pression dans les cavités droites qui a pour conséquences :

- une diminution du retour veineux secondaire à l'augmentation de la pression dans l'oreillette droite ;

- une dilation du VD secondaire à l'augmentation de la post charge ventriculaire droite et à la baisse du volume et de la fraction d'éjection ventriculaire droite. Ceci sera à l'origine d'une compression du ventricule gauche, d'une augmentation de la pression transpariétale du VD et d'une ischémie du ventricule droit. Cette ischémie va aggraver la baisse de la fraction d'éjection et du volume d'éjection du ventricule droit et de la baisse de la pré charge du ventricule gauche ;

- un bombement du septum inter ventriculaire qui par la compression du ventricule gauche majore la baisse de la précharge du ventricule gauche ;

- Cette diminution du retour veineux associée à la dysfonction ventriculaire droite et à la baisse de la précharge du ventricule gauche, seront à l'origine d'une baisse du débit cardiaque avec hypotension artérielle. Cette dernière sera à l'origine d'une baisse de la perfusion coronaire avec comme conséquences :

- une ischémie du ventricule gauche qui majore à son tour l'hypotension artérielle.

- une majoration de l'ischémie du VD aggravant la dysfonction du VD.

Les conséquences hémodynamiques de l'EP sont résumées **dans la figure 5**.

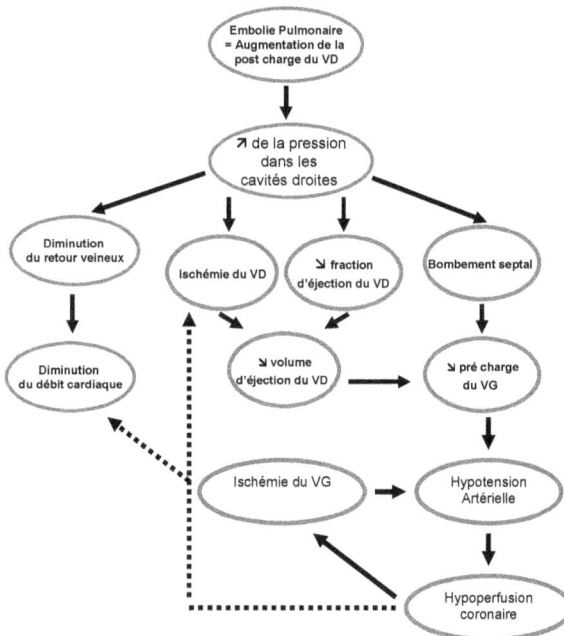

Figure 5 : Schéma récapitulatif des Conséquences hémodynamique de l'Embolie Pulmonaire (VD : ventricule droit, VG : ventricule gauche).

2.2.2- Conséquences pulmonaires

L'EP est une source d'hétérogénéité des rapports ventilation/ perfusion. En effet, dans le territoire de l'embolie, elle est responsable d'une obstruction vasculaire avec augmentation du rapport ventilation/perfusion (par baisse de la perfusion) d'où un effet **espace mort**. Par contre, du coté sain le rapport ventilation/perfusion est diminué (par augmentation de la perfusion) d'où un **effet shunt**.

Par ailleurs, il va y avoir du coté atteint, une baisse de la capnie dans les alvéoles secondaire à l'hypoperfusion. Cette hypocapnie sera à l'origine d'une bronchoconstriction réflexe du même coté qui va entrainer une distribution de l'air vers le coté sain et donc une amélioration du rapport ventilation/perfusion du coté non atteint.

2.2.3- Conséquences sur les échanges gazeux

La première conséquence des modifications des rapports ventilation/perfusion est l'hypoxémie. Cette dernière est principalement due à l'effet shunt, mais elle peut être en rapport avec un shunt vrai par atélectasie ou ouverture du foramen ovale ou avec une baisse de la saturation veineuse en oxygène (secondaire à la baisse du débit cardiaque).

La deuxième conséquence est l'hypocapnie. Cette dernière est secondaire à l'hyperventilation réflexe induite par l'hypoxémie. Cette hypocapnie sera à l'origine d'une alcalose respiratoire

Au stade ultime, et en cas d'épuisement du patient, une normo voire même une hypercapnie avec acidose respiratoire peut s'installer. De plus, l'hypoxémie sévère ou non traitée entraîne une hypoxie cellulaire aboutissant à l'accumulation de l'acide lactique (par exagération du métabolisme en anaérobiose) et à l'acidose métabolique [23].

Au total, L'origine des EP est souvent un thrombus venant des membres inférieurs dans 95% des cas. Les circonstances favorisantes de la formation du thrombus sont résumées dans la triade de Virchow. Le thrombus une fois constitué, va par la suite migrer le long de

la veine cave inférieure, pour arriver au niveau du VD ou il sera éjecté dans l'artère pulmonaire aboutissant à une EP. Le degré du retentissement hémodynamique et respiratoire va dépendre de deux éléments: l'importance de l'obstruction artérielle pulmonaire et l'état cardio-respiratoire sous jacent.

3- LES FACTEURS DE RISQUE

La connaissance des facteurs de risque de la MVTE aide à orienter vers le diagnostic d'une pathologie dont les signes cliniques ne sont ni sensibles ni spécifiques. Ces facteurs comme identifiés dans la littérature sont l'âge avancé, le sexe féminin, la chirurgie récente, l'hospitalisation, l'immobilisation, le traumatisme, les transfusions, le cancer, les anomalies constitutionnelles ou acquises de l'hémostase [17-19].

3.1- L'âge

L'incidence de l'EP augmente avec l'âge. En effet, l'incidence maximale de cette pathologie a été observée chez les patients âgés de plus de 60 ans et elle double par tranche de 10 ans [24] pour dépasser 100/100000 cas pour les patients dont l'âge varie entre 60et 64 ans et 600/100000 cas pour les patients âgés de plus de 74 ans [25].Ceci semble être en rapport avec l'augmentation des maladies emboligènes (obésité, cancer, insuffisance cardiaque, atteinte respiratoire chronique…) avec l'âge.

L'âge avancé représente aussi un facteur prédictif d'une EP fatale [26, 27]. Ceci s'explique par l'augmentation concomitante de l'incidence des tares cardio-respiratoires qui aggravent le retentissement hémodynamique de l'EP [27]. Dans une étude récemment publiée [27] et portant sur 15520 patients ayant une MTEV dont 6512 ayant une EP, la mortalité dans la population âgée de plus de 75 ans (65%) a été trois fois plus importante par rapport aux patients âgés de moins de 75 ans [27]. Ce même résultat a été démontré 10 ans auparavant dans l'étude ICOPER [26]. Finalement, nous devons signaler que l'EP est rare en milieu pédiatrique et que l'incidence de la MTEV rapportée dans des études autopsiques pédiatriques varie de 0,73 à 4,3% [28-30].

3.2- Le sexe

Une prédominance féminine a été rapportée dans la majorité des séries de la littérature en particulier dans les études ICOPER (International Cooperative Pulmonary Embolism Registry) [26] et PIOPED II (Prospective Investigation Of Pulmonary Embolism Diagnosis) [31]. Ceci peut être rattaché à l'incidence élevée des phlébites des membres inférieurs en cas de contraception orale par oestroprogestatif qui est identifiée comme la première cause de survenue de la MTEV chez la femme jeune avec une multiplication du risque par 2 à 6 [17]. De plus, l'obésité qui est identifiée comme un facteur multipliant le risque de survenue de l'EP par 2 à 3 est plus fréquente chez les femmes [18].

3.3-La chirurgie récente

Selon un travail de Heit [32], le contexte post opératoire apparaît comme un facteur de risque majeur de survenue d'EP (odds ratio=21,7). La neurochirurgie est la cause la plus fréquente (43,7%) [33]. Ceci peut être expliqué par le délai d'immobilisation plus long et les déficits neurologiques plus fréquemment observés en milieu de neurochirurgie et surtout la chirurgie du rachis.

D'autre part, les patients appartenant à la catégorie médicale sont aussi exposés à ce risque. En effet, les patients appartenant à cette catégorie cumulent les facteurs de risque : âge avancé, alitement, antécédents de MVTE, cancer, infarctus, insuffisance cardiaque ou respiratoire [17]. De plus, l'anticoagulation préventive en milieu chirurgical est largement utilisée alors qu'en milieu médical elle est moins prescrite et souvent elle n'est pas adaptée au niveau de risque que présente le patient. En effet, une récente enquête internationale menée dans 32 pays, 358 hôpitaux et portant sur prés de 70000 patients hospitalisés, rapporte que

14

seuls 39 % des patients à risque élevé de la catégorie médicale reçoivent une prophylaxie appropriée à leur niveau de risque contre 58,5 % des patients appartenant à la catégorie chirurgicale [34].

3.4 L'hospitalisation

L'hospitalisation par l'alitement qu'elle impose constitue l'un des facteurs de risque de l'EP [32, 34- 38].

3.5- L'immobilisation :

L'immobilisation favorise la stase sanguine dans le système sanguin veineux et favorise ainsi la survenue de la MVTE [18].

3.6- Le traumatisme

La relation entre le traumatisme et les accidents veineux thromboemboliques est bien établie [39-41]. Les incidences de la MVTE post traumatique rapportées varient de 7 à 58% selon les caractéristiques des populations étudiées, la gravité du traumatisme, les moyens diagnostiques utilisés et le type de prophylaxie adoptée [39-41]. Le traumatisme induit un état d'hyper coagulabilité suite à une augmentation de la libération de la thrombine et une baisse des taux des inhibiteurs physiologiques de la coagulation qui sont l'antithrombine III, la protéine C et la protéine S [42-44]. Aussi, il impose une durée d'hospitalisation plus longue que celle nécessaire pour la prise en charge d'une pathologie cardiaque ou néoplasique [45] favorisant ainsi la survenue d'accident thromboembolique. Selon un travail de Heit [32], le contexte traumatique multiplie par 12,7 le risque de survenue de l' EP.

De plus, selon une étude prospective menée par Geerts et al [45] sur 716 polytraumatisés, il a été démontré que la présence de lésions rachidiennes est corrélée avec la survenue d'une EP (p=0,01). En effet, les lésions rachidiennes résultent dans la majorité des cas de traumatismes graves où l'indication d'une anticoagulation préventive est souvent discutée devant la présence d'autres lésions (hémorragie méningée, fracas de la rate…). De plus, la présence de lésions rachidiennes chez un polytraumatisé impose l'immobilisation et interdit toute tentative de mobilisation qu'elle soit active ou passive.

L'hémorragie méningée est un facteur de risque bien documenté. La littérature fait classer ces patients comme étant à haut risque d'accident veineux thromboembolique [46] avec une incidence de la MVTE qui dépasse 17 % malgré le recours aux moyens prophylactiques conventionnels [31, 47, 48]. En effet, la présence de l'hémorragie méningée contre indique la prescription précoce de l'anticoagulation préventive vu le risque d'aggravation de l'hémorragie [46] et elle est responsable de la libération de thromboplastines qui activent la cascade de la coagulation [46].

3.7- Le cancer

Ce facteur de risque est en cause dans environ 15 à 20 % des cas des MVTE inexpliquées en ambulatoire [17]. Il multiplie par 4 à 6 le risque de MVTE et par 2 le risque embolique post opératoire, habituellement encouru pour la même procédure [17]. En cas de chirurgie carcinologique c'est également un facteur prédictif de l'échec de la thromboprophylaxie [17, 49]. La présence d'un cancer majore le risque de la MVTE car les cellules néoplasiques sont capables d'activer le système de la coagulation directement par la production de la thrombine ou indirectement en stimulant la synthèse de différentes substances procoagulantes. Aussi, la présence d'une masse tumorale peut comprimer les veines entraînant une stase sanguine [18].

3.8- Absence d'anticoagulation préventive

D'après la littérature, l'incidence de la TVP et de l'EP chez les patients immobilisés et ne recevant pas une anticoagulation préventive est de 53 % et 16 % respectivement [50, 51]. De même, il a été démontré que la prescription d'une anticoagulation préventive diminue nettement le risque de complication thromboembolique de 30 à 70% [15].

3.9- Les transfusions

La transfusion sanguine, par l'augmentation du taux des facteurs de la coagulation qu'elle induit, est considérée comme un facteur de risque de survenue d'une EP [14, 45].

3.10-Les anomalies de l'hémostase

Sur le plan physiologique, la formation de thrombine dépend de la cascade de la coagulation régulée par les inhibiteurs physiologiques de la coagulation en particulier l'antithrombine III, la protéine S et la protéine C. Le déficit en l'un de ces facteurs potentialise le développement de thromboses et par la suite d'EP [18].

Au total, les complications thromboemboliques surviennent le plus souvent sur un terrain prédisposé. L'âge avancé, l'immobilisation, le polytraumatisme, les pathologies néoplasiques, les anomalies de l'hémostase, les lésions du rachis, le recours à la transfusion, la chirurgie orthopédique et l'absence d'anti-coagulation préventive représentent des facteurs de risque identifiés dans les différentes séries de la littérature.

4-DONNEES CLINIQUES LE JOUR DU DIAGNOSTIC DE L'EMBOLIE PULMONAIRE

4.1- Examen général

4.1.1- La température

La présence d'une complication thromboembolique peut être à l'origine d'une fièvre. La fréquence de la fièvre associée à l'EP est estimée de 4 à 13 % [26, 52]. La pathogenèse de ce signe clinique reste peu claire. En effet, plusieurs hypothèses ont été avancées concernant le mécanisme pyrogène principal : la nécrose et l'infarcissement du parenchyme pulmonaire, l'hémorragie intra-alvéolaire, l'inflammation au niveau du vaisseau obstrué, la surinfection des atélectasies secondaires à l'EP…[26, 52] mais aucun de ces mécanisme ne semble prépondérant.

4.1.2- La recherche d'une infection évolutive

La présence d'une infection évolutive a été considérée par le consensus " Thomboembolic Risk Factors " (THRIFT) de 1992 [53] comme l'un des facteurs de risque de l'EP. En effet, l'infection déclenche la cascade de la coagulation favorisant ainsi la survenue d'accident thromboembolique [13]. De plus, la présence d'une infection évolutive peut avoir comme conséquences le développement d'un choc septique, l'activation du système du complément, la survenue de détresse respiratoire aigue aggravant ainsi le pronostic [13, 53].

4.1.3-Les signes de phlébite

L'EP est une complication redoutable de la TVP. En effet, la TVP des membres inférieurs s'associe dans 50 à 70 % des cas à une EP souvent infra clinique et la moitié des TVP proximales et le tiers des thromboses distales se compliquent d'EP asymptomatique [54, 55]. Réciproquement, on estime que 30 à 80% des patients ayant une EP prouvée ont une thrombose veineuse profonde à la phlébographie et que moins de 50% d'entre elles sont symptomatiques [19].

Ainsi, la recherche attentive des signes cliniques de phlébite des membres inférieurs est un volet important de la prise en charge de l'EP permettant d'éviter les retards diagnostiques surtout que les conséquences thérapeutiques sont les mêmes. Les signes cliniques de phlébite ont été présents dans 11 à 70 % des patients ayant une EP selon les séries [19, 55].

4.2- Signes respiratoires

4.2.1- La dyspnée

Il s'agit habituellement d'une polypnée ou d'une tachypnée superficielle angoissante [27, 31, 56]. Elle peut être d'apparition brutale ou progressivement croissante. Elle est en rapport avec :

- l'inhibition antalgique des mouvements respiratoires du fait des douleurs pleurales [55],
- l'importance de l'obstruction du territoire artériel pulmonaire,
- l'importance de l'hypoxémie,
- l'importance du retentissement cardio-respiratoire associé à l'EP.

La dyspnée constitue le signe fonctionnel dominant dans la littérature avec une fréquence allant de 73 à 84 % [55, 56].

4.2.2 - La douleur thoracique

La douleur thoracique au cours de l'EP est caractérisée par son installation brutale et par l'augmentation de son intensité au cours de la toux et de l'inspiration profonde [19, 55-57]. Sa pathogénie est en rapport avec une réaction inflammatoire sous pleurale qui s'associe aux embolies distales [19, 55-57] ce qui explique que ce signe soit moins fréquent que la dyspnée. Selon les séries, elle existe chez 52 à 74% des patients ayant une EP confirmée [19, 55-57].

4.2.3-L'auscultation pulmonaire

En cas d'EP, l'auscultation pulmonaire révèle la présence d'un Wheezing dans 4 à 9 % des cas [24, 58, 59]. La pathogénie de ce signe peut être expliquée par la broncho-constriction réflexe au niveau du territoire où siège l'EP, secondaire à l'hypocapnie. Ce signe est plus fréquent chez les patients âgés ou ayant des ATCD [58, 60]. L'auscultation peut également révéler la présence de râles crépitants [24, 56, 61]. Finalement, l'auscultation pulmonaire peut être normale et elle est faveur du diagnostic [16]. En effet, dans environ la moitié des cas d'EP prouvée l'auscultation pulmonaire est normale [55].

4.3- Signes Cardio-vasculaires

4.3.1- La syncope

Elle est due à une chute du débit cardiaque rencontrée dans les embolies pulmonaires aigues massives, avec une obstruction du lit vasculaire pulmonaire supérieure à 60% [55]. Il s'agit d'un signe de gravité [55] qui est observé dans 13 à 19% des cas [19, 55, 62, 63].

4.3.2- L'insuffisance ventriculaire droite aigue :

La turgescence jugulaire, le reflux hépato-jugulaire, l'hépatomégalie, le galop droit et l'œdème des membres inférieurs sont les signes de l'insuffisance ventriculaire droite aigue. En matière d'EP, ces signes sont observés dans environ 20% des cas et surtout dans les formes graves [55, 56].

4.3.3- La fréquence cardiaque

La tachycardie est parfois le seul symptôme orientant vers l'EP. Elle est constatée dans 30 à 40% des cas selon les séries [19, 55, 64] et elle peut être causée par la douleur, la fièvre, l'hypoxie ou une chute de la tension artérielle.

Une tachycardie peut être observée. Dans les études ICOPER [26] et PIOPED II [31] sa fréquence était de 40,3% et 18% respectivement.

La tachycardie, ne peut pas être considérée comme un signe de gravité [26]. Son intérêt réside dans la surveillance de l'évolution des malades sous traitement [55].

4.3.4- L'état de choc

Les formes graves de l'EP sont les formes s'accompagnant de signes de choc ou d'une baisse d'au moins 40 mmHg de la pression artérielle systolique par rapport à sa valeur habituelle en l'absence de trouble du rythme, d'hypovolémie ou de sepsis [65]. Cette défaillance circulatoire est directement en rapport avec l'importance de l'obstruction artérielle pulmonaire et de l'état cardio-respiratoire sous jacent.

La fréquence des embolies pulmonaires compliquées d'état de choc est heureusement faible (4 à 10%) [26, 38].

Dans plusieurs séries, la présence d'un état de choc a été corrélée avec une évolution péjorative [26, 66]. Dans l'étude ICOPER [26] la mortalité chez les patients présentant une EP associée à un état de choc était de 52,4% alors qu'elle n'était que de 14,7% pour les patients ne présentant pas de choc. En effet, l'état de choc constitue la forme extrême du cœur pulmonaire aigu [66] habituellement corrélée avec une évolution péjorative multipliant le risque de mortalité par 6 à 16,3 fois [19, 27, 67-70].

4.4-Autres manifestations de l'embolie pulmonaire

L'hémoptysie et la toux irritative sont des signes peu fréquents de l'EP. Elles sont notées chez respectivement 13% et 17% des patients ayant une EP confirmée [55]. Dans notre série [56], l'hémoptysie a été notée chez un seul patient. La cyanose est un signe rare (1%). Elle est l'apanage des formes graves d'EP [55, 56].

Au total, les signes cliniques de l'EP manquent de sensibilité et de spécificité. Cependant, l'installation d'une dyspnée de façon brutale associée à une douleur basi-thoracique droite et d'une hémoptysie reste évocatrice du diagnostic. Chez les patients de réanimation qui sont souvent intubés ventilés et sédatés le diagnostic de l'EP doit être évoqué devant toute instabilité hémodynamique inexpliquée et toute hypoxémie inexpliquée.

5- ESTIMATION DE LA PROBABILITE CLINIQUE DE L'EMBOLIE PULMONAIRE

Le diagnostic de l'EP reste difficile : les signes cliniques ne sont ni suffisamment sensibles ni suffisamment spécifiques pour autoriser le clinicien à affirmer ou à éliminer le diagnostic. Ainsi, lors d'une suspicion d'EP, la première étape de la démarche diagnostique est l'évaluation de la probabilité clinique. Cette étape est essentielle car elle permettra d'orienter le choix des examens complémentaires et d'interpréter leurs résultats. La probabilité clinique peut être déterminée de façon implicite par le clinicien grâce à son expérience, en fonction des données de l'interrogatoire et de l'examen. Elle peut également se faire à l'aide des scores de prédiction clinique.

En effet, en définissant un niveau de probabilité clinique faible, intermédiaire ou fort, le clinicien précise quel est le groupe de prévalence dans lequel se trouve le patient qu'il prend en charge : environ 10 % pour une probabilité clinique faible, 30 % pour une probabilité moyenne et 70 % pour une probabilité forte [38, 71].

Différents scores de probabilité clinique ont été élaborés et deux ont été particulièrement étudiés dans la littérature internationale, le score de Wells [72] et le score révisé de Genève [73]. Ces scores disponibles ne permettent pas non plus d'éliminer ou d'affirmer à eux seuls de façon sûre le diagnostic. Au mieux, ils permettent d'identifier un groupe de patients ayant une probabilité clinique dite faible, avec une prévalence d'EP de 10 % environ, un groupe de patient ayant une probabilité clinique intermédiaire, avec une prévalence d'EP à 40% et d'autre part un groupe de forte probabilité dans lequel la prévalence de l'EP est supérieure à 60 % [17, 59].

Les performances de ces scores et de l'évaluation empirique basée sur le jugement implicite du clinicien sont globalement voisines [74, 75]. Cependant, l'utilisation d'un score et en particulier celui de Genève basé uniquement sur des données cliniques explicites permet une meilleure reproductibilité [74].

Ces scores, bien qu'ils soient validés aux urgences, leur rentabilité a été remise en question [64] et surtout chez les patients hospitalisés en réanimation [17, 19, 76, 77]. Le pourcentage élevé des patients ayant une faible probabilité par ces scores s'explique par le fait que ces scores sont difficilement, applicables chez les patients des unités de Réanimation et de soins intensifs qui sont d'une part non interrogeables, immobilisés, sédatés, analgésiés, présentant des œdèmes positionnels [17] et qui présentent d'autre part une fréquence élevée d'antécédents cardio-respiratoires qui non seulement rendent l'interprétation des signes fonctionnels plus difficile [76, 77] mais aussi exagèrent la subjectivité souvent critiquée du score de Wells qui laisse au clinicien la possibilité de juger de la possibilité d'un diagnostic alternatif [19]. D'ailleurs, Miniati et al [64] ont comparé le score de Genève, le score de Wells et un nouveau score établi en 2003 qui est le score *de Pisa* qui diffère des deux premiers scores par la présence de signes éléctrcardiographiques. Cette comparaison a conclu que le score de Wells est plus fiable pour éliminer le diagnostic d'EP que le score de Genève. En effet, 50% des patients classés comme étant à faible probabilité par le score de Genève avaient une EP, alors qu'avec le score de Wells ce diagnostic a été porté chez uniquement 12,5% des patients de cette même catégorie. A l'aide du score de Pisa, l'EP n'a été confirmée que chez uniquement 5 % des patients classés dans la catégorie faible probabilité par contre elle a été confirmée chez 98,2 % des patients désignés comme étant à forte probabilité d'EP. Donc le score de Pisa serait le plus adéquat pour l'estimation de la probabilité clinique de l'EP. Toutefois, la nécessité d'une bonne interprétation des tracés éléctrocardiographiques et l'exigence d'une radiographie thoracique de bonne qualité limitent le recours à ce score dans la pratique courante. Donc, le but de l'analyse clinique n'est ni d'éliminer ni de confirmer le diagnostic de l'EP, mais elle constitue surtout une étape nécessaire pour une interprétation correcte des résultats des tests biologiques et radiologiques ultérieurs.

Au total, l'évaluation clinique constitue une étape fondamentale pour suspecter le diagnostic d'EP. Malgré le manque de spécificité des signes cliniques pouvant conduire au diagnostic, la combinaison des différents symptômes pourrait servir à établir une stratification de la probabilité clinique.

Les deux scores les plus utilisés sont le score de Wells et le score de Genève. Le Score de Wells est un score canadien établi à partir d'une cohorte de patients qui consultent aux urgences ou qui sont déjà hospitalisés. Il est basé sur la combinaison de variables purement cliniques mais il est souvent critiqué du fait du manque d'objectivité en permettant au clinicien de juger la possibilité d'un diagnostic alternatif. Le score de Genève est un score qui n'est valable que pour les patients qui consultent aux urgences et par conséquent, il n'est pas applicable pour les patients hospitalisés. Pour ces différentes raisons, nous pensons que ces scores ne sont pas valables pour les patients hospitalisés en réanimation.

6- EXAMENS COMPLEMENTAIRES DE PRESOMPTION

6.1-Les gaz du sang

L'analyse de la gazométrie a une valeur diagnostique limitée dans l'EP du fait du manque de spécificité des signes recherchés qui sont classiquement : l'hypoxémie, l'hypocapnie et l'alcalose respiratoire. En effet, une gazométrie artérielle normale a été notée chez 20% des patients ayant une EP confirmée [12, 19, 26, 56].

Dans un travail de Stein [78] à propos de 88 cas d'EP Une PaO2<60 mmHg a été notée chez 25 %. Dans notre série [56], une hypocapnie a été notée dans 64,3% de nos patients et elle n'a pas été corrélée avec un mauvais pronostic (p=0,3). L'hypoxémie est principalement liée à l'altération du rapport ventilation/perfusion, à la baisse de la saturation veineuse en oxygène, à l'ouverture du foramen ovale et au shunt secondaire à l'atélectasie souvent rencontrée. L'interprétation des données gazométriques varie selon les caractéristiques de la population étudiée ce qui réduit nettement l'intérêt de la recherche d'une hypoxémie ou d'une hypocapnie. En effet, une hypoxémie peut être secondaire à une contusion pulmonaire ou un pneumothorax chez les polytraumatisés, comme elle peut être secondaire à une pathologie pulmonaire ou cardiaque avancée.

Dans les EP graves, une acidose respiratoire peut survenir. Elle est expliquée par la majoration de l'espace mort et par la fatigue des muscles respiratoires qui participe à l'aggravation de l'hypoventilation alvéolaire

6.2-Le dosage des D-dimères

La fibrine est le constituant principal du thrombus. Sa formation est suivie d'une activation du système fibrinolytique, conduisant à la génération de la plasmine et à la lyse de la fibrine dont la dissolution libère des produits de dégradation spécifiques comme les D-Dimères [33].

Le dosage des D-Dimères est hautement sensible mais peu spécifique [19, 48]. Un résultat positif (D-Dimères > 500µg/l) peut être observé non seulement chez les patients présentant une EP, mais aussi dans plusieurs autres situations : grossesse, âge avancé, infection, contexte post traumatique et post opératoire, un état inflammatoire et la présence d'une néoplasie évolutive. Au seuil habituel de 500 µg/l, la spécificité de cet examen n'est que de 20 à 50 % alors que la sensibilité varie entre 80 et 100 % [19, 33, 48]. Donc, l'intérêt du dosage des D-Dimères serait limité à éliminer le diagnostic d'EP lorsqu'un taux normal s'associe à une faible probabilité clinique [7, 17, 71, 79, 80]. En effet, pour les patients qui consultent à la salle d'urgence et chez qui on suspecte une EP, un dosage négatif des D-Dimères par la technique ELISA permet d'exclure le diagnostic d'EP avec une valeur prédictive négative de 95 à 98 % [19, 71]. L'introduction d'un tel test biologique permet à la fois d'améliorer la performance diagnostique et d'économiser une part non négligeable d'examen radiologique [17, 81]. En effet, un dosage négatif des D-Dimères selon la technique ELISA permet d'exclure le diagnostic d'EP sans le recours à d'autres examens chez 30% des patients qui consultent aux urgences [19, 48, 82]. Cependant, Son dosage est intéressant pour éliminer le diagnostic **d'EP non graves**, mais à lui seul il ne permet jamais de le confirmer. *De plus, le dosage des D-Dimères n'a pas de place en cas de suspicion d'EP grave* [19, 83].

En réanimation, la place du dosage des Dimères est encore plus discutée. En effet, les situations cliniques telles que les néoplasies, le contexte post opératoire, le contexte post traumatique et les infections nosocomiales souvent observées en réanimation vont rendre le dosage des D-Dimères positif en dehors de toute complication thromboembolique.

Donc, le dosage des D-Dimères en réanimation doit être couplé à d'autres examens afin d'améliorer sa sensibilité et sa spécificité en matière d'EP.

6.3- La radiographie thoracique

La radiographie du thorax fait partie des examens standards effectués systémiquement à tous les patients hospitalisés en réanimation. Elle constitue un examen de présomption qui ne peut ni confirmer ni infirmer le diagnostic d'EP. Donc, la radiographie parait d'une utilité modeste pour l'approche diagnostique. Cependant, elle permet surtout d'éliminer un diagnostic différentiel tel qu'un pneumothorax, une pneumopathie ou un œdème aigu des poumons [19]. Bien que la radiographie thoracique soit anormale dans 84% des cas, les signes en faveur de l'EP ne sont pas spécifiques, il s'agit de : l'ascension d'une coupole diaphragmatique, l'anomalie de la transparence (oligémie focale), la cardiomégalie, l'infarctus pulmonaire de Laennec, l'atélectasie, le syndrome alvéolaire, l'élargissement de l'artère pulmonaire [55, 56,

84]. Finalement, la radiographie thoracique peut être normale et elle est en faveur du diagnostic [26, 56].

Les difficultés d'interprétation des radiographies thoraciques en réanimation en cas de suspicion d'EP sera majorée par l'existence d'autre circonstances pouvant expliquer les anomalies radiologiques observées (traumatisme thoracique, pneumopathie…). Le tableau 1 compare la fréquence des anomalies radiologiques observées selon les séries.

Tableau1. : Les signes radiologiques selon les séries.

Séries	ICOPER [26]	Stein [56]
Radiographie normale	24%	16%
Anomalie de la transparence	_	16%
Ascension d'une coupole diaphragmatique	26%	24%
Infarctus pulmonaire	_	_
Atélectasie	24%	35%
Syndrome alvéolaire	23%	_
Elargissement de l'artère pulmonaire	25%	14%

6.4-Les signes éléctrocardiographiques

L'électrocardiogramme (ECG) est un examen qui a une faible sensibilité et une faible spécificité au cours de l'EP [26, 56]. En effet, il peut être normal dans 13 à 40 % des cas. [26, 56].

Les anomalies les plus fréquemment retrouvées sont la tachycardie, le bloc de branche droit, l'aspect S1Q3, la déviation axiale droite, les modifications du segment « ST » ou de l'onde

« T » et l'onde « P » pulmonaire [26, 55, 56, 67]. Les signes éléctrocardiographiques sont fluctuants dans le temps [19] d'où l'intérêt d'avoir un tracé comparatif de référence.

La tachycardie sinusale est le signe le plus fréquemment rapporté dans la littérature avec une fréquence atteignant 70% [55, 56, 67]. Le bloc de branche droit est rencontré dans 14 à 15 % des cas [26, 56]. Les anomalies de l'onde T sont les signes les plus fréquents chez les patients sans ATCD cardio-pulmonaires [55]. Dans l'étude de Stein [56] ce signe a été noté dans 42% des cas d'EP massive et submassive.

Les différences des incidences des anomalies de l'ECG n'ont pas de signification particulière vu la différence des états cardio-pulmonaires sous jacents des patients étudiés.

6.5-L'échographie doppler des membres inférieurs

L'échographie doppler est un examen anodin réalisable au lit du malade permettant la rapidité de la prise en charge de la MTEV lorsque le transport du malade vers un centre de radiologie s'avère dangereux devant une instabilité de son état hémodynamique.

C'est un excellent examen pour la détection des TVP proximales avec une spécificité de 98% et une sensibilité de 97% en comparaison avec la phlébographie [16]. Elle permet la visualisation de TVP chez 30 à 50% des patients ayant une EP [19, 85, 86]. Le signe essentiel en faveur d'une thrombophlébite des membres inférieurs est la non compressibilité d'un axe veineux en coupe transversale [19, 52], mais la visualisation du caillot est fréquente [52]. Le couplage du doppler à l'échographie de compression est indispensable pour porter le diagnostic d'une thrombose au niveau d'un territoire inaccessible à la compression [17].

Pour les thromboses veineuses distales, la sensibilité de l'échographie doppler des membres inférieurs est moindre (71 à 73%) alors que sa spécificité reste la même [17]. Ce manque de sensibilité a conduit certains à proposer une limitation de l'exploration par l'échographie doppler aux veines proximales (fémorale commune - poplitée jusqu'à la bifurcation du tronc tibiopéronier), avec répétition de l'exploration dans 8 à 15 jours pour diagnostiquer les thromboses veineuses distales qui se seraient étendues en proximales [17].

6.6-L'échocardiographie transthoracique

L'EP est une pathologie dont l'estimation de la sévérité et le pronostic dépend en grande partie de son retentissement hémodynamique. L'examen de référence pour cette évaluation étant l'angiographie qu'elle soit conventionnelle ou numérisée. Toutefois, depuis quelques années, l'échocardiographie transthoracique et transoesophagienne occupent une place de plus en plus importante dans ce domaine. En effet, il s'agit d'une technique non invasive qui permet une évaluation rapide et satisfaisante de l'état hémodynamique surtout pour les malades en état critique. L'échocardiographie permet de montrer un signe direct en faveur de l'EP qui est le thrombus intra-cavitaire. Ce thrombus est observé chez environ 7 à 18 % des patients admis dans les unités de soins intensifs et de réanimation [19]. Elle permet dans la majorité des cas de visualiser des signes indirects de l'EP qui sont :

- L'hypertension artérielle pulmonaire: L'existence d'une HTAP a une valeur diagnostique importante [87] en l'absence de tares cardio-respiratoire sous jacentes. Cependant, les données publiées montrent que ce paramètre n'a pas de valeur pronostique [11] ;

- Une dilatation aigue des cavités droites : elle témoigne d'une surcharge systolique du ventricule droit et elle est chiffrée par le calcul du rapport des surfaces télédiastoliques droite sur la gauche en grand axe qui doit être supérieur à 0,6 dans cette situation [66] ;

- Un mouvement paradoxal du septum inter ventriculaire : l'existence d'une surcharge systolique prolonge la contraction du ventricule droit pendant la relaxation du ventricule gauche, ce qui a pour effet d'inverser le gradient trans-septal et de repousser le septum vers la cavité ventriculaire gauche au début de la diastole [66]. Ce mouvement paradoxal du septum est mieux visualisé en échographie mode TM [87] ;

- Réduction de la taille du ventricule gauche : du fait de la rigidité péricardique, toute dilatation du ventricule droit entraîne une réduction proportionnelle du VG d'où une baisse de la compliance du VG [87].

Cette triade dilatation du ventricule droit, compression du ventricule gauche dans un sac péricardique et refoulement diastolique du septum est très suggestive de cœur pulmonaire aigu [66, 87].

La mise en évidence de l'existence d'une dysfonction ventriculaire droite aigue permet d'une part d'orienter vers le diagnostic de l'EP et d'autre part d'évaluer le pronostic. En effet, la dysfonction du ventricule droit est un évènement crucial dans la physiopathologie de l'EP aigue [88]. Une dysfonction du ventricule droit avec une instabilité hémodynamique résultant d'une EP massive est associée à un pronostic sombre et un taux de mortalité atteignant les 65% à la phase aigue [88, 89, 90]. Dans l'étude ICOPER [26], l'échocardiographie a été réalisée dans 47% des cas. L'hypokinésie ventriculaire droite a été notée chez 40% des patients et a été responsable d'une multiplication de la mortalité par 2.

En conclusion, un examen échocardiographique avec signe de cœur pulmonaire aigu, permet dans un contexte évocateur d'appuyer le diagnostic d'EP mais son caractère normal ne permet pas de l'éliminer. De plus, son intérêt réside dans l'élimination d'un diagnostic différentiel tel que : une tamponnade péricardique, un infarctus du ventricule droit ou une poussée d'insuffisance ventriculaire gauche.

7- EXAMENS COMPLEMENTAIRES DE CONFIRMATION

Toute suspicion d'EP, impose une confirmation diagnostique pour deux raisons :

- Le risque iatrogène du traitement anticoagulant

- Le risque vital est très important.

Cette confirmation diagnostique peut se faire par la scintigraphie pulmonaire, l'angio-scanner spiralé et l'angiographie pulmonaire.

7.1-La scintigraphie

La scintigraphie pulmonaire est un examen non invasif, peu irradiant et relativement rapide. Son interprétation nécessite une radiographie pulmonaire et doit commencer par une analyse descriptive des anomalies observées avant toute tentative de classification probabiliste des anomalies. Prise isolément, une scintigraphie de perfusion (6 incidences) a une très bonne sensibilité (95%) dans la détection des obstructions vasculaires [19]. Cependant, elle est moins spécifique chez les patients ayant des ATCD pulmonaires (BPCO, antécédent d'EP, fibrose,….). La combinaison de la ventilation et de la perfusion permet d'améliorer la spécificité de la scintigraphie pulmonaire en augmentant la valeur prédictive positive des lacunes de perfusion segmentaires de 50 à 100% lorsqu'elles s'accompagnent d'une ventilation normale [55, 91, 92].

La présence de deux ou plusieurs défauts de perfusion systématisés avec une ventilation conservée dans les mêmes territoires définit une scintigraphie de haute probabilité selon les critères de l'étude PIOPED [31] et confirme le diagnostic [19]. La spécificité d'une scintigraphie de haute probabilité est de 97% [19].

Une scintigraphie de perfusion est dite normale en l'absence d'anomalie sur les 6 incidences et elle permet d'éliminer le diagnostic de l'EP [19, 55, 93, 94]. Une scintigraphie de probabilité intermédiaire ou faible ne permet pas d'éliminer l'EP. En effet, dans l'étude PIOPED [31] la fréquence de l'EP pour une scintigraphie de probabilité intermédiaire ou faible est respectivement de 4% et 9%. Selon cette étude [31], la scintigraphie pulmonaire a été concluante dans seulement 30% des cas.

Finalement, nous devons rappeler que la non disponibilité de la scintigraphie pulmonaire en urgence, son coût très cher et sa faible rentabilité expliquent sa faible utilisation en milieu de réanimation.

7.2- L'angioscanner thoracique

Le diagnostic de l'EP par les méthodes d'imagerie a connu beaucoup de progrès, surtout avec l'introduction de l'angioscannographie spiralée dont l'utilisation dans ce cadre est de plus en plus fréquente.

Il s'agit d'un examen facile à réaliser même en urgence, rapide (30 à 40 coupes en 30 à 40 secondes [55]) et surtout moins invasif que l'angiographie [7]. En l'absence de contre indications (insuffisance rénale aigue, allergie à l'iode, femme enceinte), l'angioscanner thoracique est l'examen indiqué de première intention devant une suspicion d'EP grave. Les signes scannographiques en faveur d'une EP sont : l'obstruction complète ou partielle et le defect endoluminal au niveau de l'artère pulmonaire ou au niveau de l'une de ses branches de division [7, 55]. La sensibilité du scanner spiralé dans le diagnostic de l'EP proximale serait proche de celle de l'angiographie [55] et la spécificité serait de l'ordre de 96% [7, 55, 95, 96]. L'inconvénient de cet examen est son manque de sensibilité pour les EP distales qui constituent 30 % de l'ensemble des embolies pulmonaires [7, 97, 98]. En effet, l'angioscanner ne permet le diagnostic que dans 30% des cas [7, 31]. D'ailleurs, l'intérêt du diagnostic des EP distales est discuté étant donnée que ces localisations emboliques qui peuvent passer inaperçues à l'angioscanner thoracique donnent également un tableau clinique de faible probabilité d'EP [7]. Dans une étude rétrospective comparant l'intérêt de l'angioscanner thoracique à la scintigraphie pulmonaire dans l'approche diagnostique de l'EP, Goodman et al [99] n'ont pas trouvé de différence significative de survenue de complications thromboemboliques chez les patients non traités devant un angioscanner normal ou une faible probabilité à la scintigraphie pulmonaire. Donc, l'angioscanner thoracique constitue un examen approprié pour le diagnostic des EP à forte probabilité clinique et les EP non diagnostiquées par cette technique sont sans intérêt ni clinique ni thérapeutique chez les patients sans ATCD cardio-respiratoires [99]. Cependant, ces emboles distaux peuvent être à l'origine de manifestations graves chez les patients ayant des ATCD cardio-respiratoires. En effet, la comparaison du pronostic d'une population ne présentant pas d' ATCD cardio-respiratoires à celui d'une population ayant des ATCD cardio-respiratoires et ayant toutes les deux un scanner normal ou une scintigraphie de faible probabilité d'EP rapporte une différence significative. Les complications thromboemboliques sont plus fréquentes chez les patients présentant des ATCD cardio-respiratoires (7,8% vs 0,14 % ; $p < 0,0001$) [7].

En conclusion, un angioscanner négatif doit être interprété en fonction des données cliniques et des ATCD cardio-respiratoires des patients.

7.3 L'angiographie pulmonaire

L'angiographie pulmonaire a été considérée comme la méthode de référence permettant le diagnostic de certitude de l'EP. C'est un examen très sensible et très spécifique même pour le diagnostic des EP distales [19, 70]. Cependant, il demeure très invasif par rapport à la scintigraphie et l'angioscanner spiralé. Ces dernières années, cet examen a perdu progressivement sa place vu le développement des autres techniques de confirmation (la scintigraphie et l'angioscanner spiralé).

Au total, le diagnostic de l'EP en réanimation est évoqué sur un terrain prédisposé et sur des arguments cliniques. La pratique de l'ECG et de la radiographie thoracique est obligatoire pour orienter vers ce diagnostic mais aussi pour éliminer d'autres diagnostics. L'échographie cardiaque peut orienter et même parfois confirmer ce diagnostic. L'angioscanner spiralé représente le meilleur moyen de confirmation de l'EP en réanimation.

9- LE TRAITEMENT

L'EP est une urgence diagnostique et thérapeutique. Son traitement est à la fois symptomatique et étiologique.

9.1- Le traitement symptomatique

Le traitement symptomatique a pour objectifs de corriger l'hypoxémie, d'augmenter le débit cardiaque et de maintenir une pression artérielle systémique correcte.

9.1.1- L'oxygénothérapie

En cas d'EP, l'hypoxémie est fréquente. Cette hypoxémie est généralement facile à corrigée par une simple oxygénothérapie, le recours à la ventilation mécanique est rarement obligatoire.

La ventilation mécanique permet de diminuer la demande en oxygène du fait de la mise au repos des muscles respiratoires d'une part et de la sédation qu'elle autorise d'autre part [23]. En cas d'EP, cette ventilation mécanique est indiquée devant :

- Une détresse respiratoire non améliorée par l'oxygénothérapie
- Des troubles de la conscience secondaires à un bas débit cardiaque
- Un état de choc persistant
- Un arrêt cardio-respiratoire

Elle doit toujours être précédée d'une expansion volémique. Cependant, le recours à la ventilation mécanique au cours de l'EP est dangereux vu le risque de survenue d'une réduction du retour veineux suite à une pression intra-thoracique positive induite par la ventilation mécanique aggravant ainsi une insuffisance cardiaque droite [23]. L'intubation par voie orotrachéale est préférée vu le risque hémorragique secondaire au traitement anticoagulant.

9.1.2- Le traitement de la défaillance circulatoire

9.1.2.1- L'expansion volémique

Les données de la littérature concernant l'expansion volémique au cours de l'EP sont contradictoires. En effet, plusieurs études expérimentales ont rapporté un effet délétère de l'expansion volémique sur le débit cardiaque [100-103]. Elle aggrave la distension du ventricule droit et diminue la précharge du ventricule gauche par le biais d'une majoration du mouvement paradoxal du septum [100, 103]. Alors que, Mercat [104] a montré que la perfusion rapide de 500 mL de colloïde artificiel augmentait l'index cardiaque de 25 % en moyenne, chez 13 patients présentant une EP compliquée d'une insuffisance circulatoire aigue [104]. En pratique, le recours à l'expansion volumique parait indiscutable si l'on suspecte une hypovolémie, qui peut être attestée par l'absence de turgescence jugulaire spontanée [23, 68]. Sur le plan pratique, il faut toujours faire un test de remplissage vasculaire par 500 ml de cristalloïdes ou de macromolécules. L'amélioration de l'état hémodynamique définit des patients répondeurs au remplissage et peut inciter à continuer le remplissage. Cependant l'absence d'amélioration de l'état hémodynamique sous remplissage définit ce qu'on appelle les non répondeurs au remplissage et incite d'arrêter le remplissage vasculaire.

9.1.2.2- L'administration des catécholamines

L'usage de médicaments inotropes positifs peut être nécessaire en cas d'EP compliquée d'un état de choc. La dobutamine permet une augmentation du débit cardiaque et de la pression artérielle sans modification des résistances artérielles pulmonaires. C'est le premier traitement à prescrire chez les malades atteints d'une EP grave [19, 38, 100, 105].

La dobutamine a été la drogue la plus utilisée (56%) dans notre série. Ceci vient conforter les travaux de Sharma [106] menés sur une petite série de patients ayant une EP nécessitant une hospitalisation dans un service de soins intensifs et pour lesquels la dobutamine a permis une augmentation du débit cardiaque sans tachycardie associée et une amélioration du transport de l'oxygène et de l'oxygénation tissulaire. La dose moyenne de dobutamine indiquée pour juguler un choc cardiogénique secondaire a l'EP a été de 15 γ/ Kg/min [11].

La noradrénaline est indiquée en cas d'EP compliquée d'un état de choc et qui ne répond pas au remplissage vasculaire et à la dobutamine [107]. Cet effet bénéfique de la noradrénaline est actuellement bien démontré [100]. Le recours à la noradrénaline a été identifié comme un facteur indépendant prédictif d'une évolution péjorative [38, 107-109]. En effet, la noradrénaline est prescrite dans les formes les plus sévères. Pour F.Jardin [66], l'adrénaline est indiquée également dans les formes d'EP les plus sévères.

9.2- Traitement étiologique

Le but du traitement étiologique est de limiter l'extension du thrombus et de prévenir les récidives.

9.2.1- Traitement anticoagulant

C'est le traitement de base de la MTEV. Contrairement au traitement thrombolytique il n'accélère pas la lyse des caillots, il permet uniquement l'amélioration de la fibrinolyse endogène à courts terme et la prévention de la récurrence de cette pathologie [70].

Les contres indications au traitement anticoagulant sont [19, 38] :

♦ Coagulopathie sévère constitutionnelle ou acquise : (thrombopénie <30 000 élts/mm³, hémophilie, taux de prothrombine < 30 %).

♦ Hémorragie intracrânienne.

♦ Hémorragie active non facilement contrôlable.

♦ Chirurgie récente (le délai dépend du type de la chirurgie, des conditions opératoires : importance de la dissection, saignement peropératoire….)

♦ Thrombopénie à l'héparine

Cependant, la grande majorité des contre-indications est relative et le rapport risque / bénéfice ne peut être évalué que de façon individuelle [38].

9.2.1.1-Héparine

C'est un ensemble de molécules de nature mucopolysaccharidique retrouvées surtout dans les mastocytes et le foie. Son action passe par l'accélération de l'inactivation de plusieurs sérines protéases (XIIa, XIa, IXa, Xa, et IIa) par l'accélération de l'action de l'anti-thrombine III.

9.2.1.1.1- Héparine non fractionnée (HNF)

Dès la confirmation du diagnostic de l'EP, le recours à une anticoagulation par HNF s'impose (sauf contre indication) [70].

Le protocole est le suivant :

- Bolus de 5000 à 10000 UI en intra veineux puis,
- Une perfusion de 300 à 500 UI/ Kg /J avec ajustement des doses en fonction du TCA (2 fois le témoin) équivalent à une héparinémie entre 0,3 et 0,6 UI/l dosée 6 heures après chaque changement de posologie et au moins une fois par jour avec surveillance des plaquettes deux fois par semaine [38].
- Relais entre le premier et le troisième jour par les AVK [68].

9.2.1.1.2- Héparine de bas poids moléculaire (HBPM) :

Plusieurs HBPM **et** préparations de penta saccharides ont été étudiées et approuvée dans le monde pour le traitement des TVP [19, 38].

37

Ces molécules ont plusieurs avantages par rapport à l'HNF : administration par voie sous cutanée, une meilleure biodisponibilité, une meilleure prévision de l'effet en fonction de la dose, moindre risque de thrombopénie et moindre risque hémorragique [70, 83, 110].

Les molécules de bas poids moléculaire approuvées pour le traitement *de l'EP sans signes de gravité* sont : Enoxaparine (100 U/Kg toutes les 12 heures), la Tinzaparine (175 U/Kg/ j) et la Fondaparinux [19, 24].

9.2.1.2- Les anti vitamines K

Le relais de l'héparinothérapie par l'anti vitamine K (AVK) ne doit commencer qu'une fois tout risque hémorragique grave a été écarté [11]. Il permet de diminuer le risque de récidive de l'EP [111]. De plus, l'introduction précoce des AVK permet une diminution non négligeable de la durée du séjour hospitalier et une période de chevauchement AVK / héparine suffisante pour permettre une inhibition de tous les facteurs vitamine K dépendants et un arrêt de l'héparine précoce diminuant ainsi la fréquence des thrombopénies induites par l'héparinothérapie [111-113]. La dose initiale de warfarine est de 5 mg. Cette dose sera ajustée à l'INR (International Normalized Ratio). L'objectif du traitement est d'obtenir un TP de 25 à 35 % et un INR entre 2 et 3 [16, 77].

9.2.1.3- La thrombolyse

L'EP avec instabilité hémodynamique est l'indication élective de la thrombolyse [114, 115]. Tous les thrombolytiques provoquent une lyse plus ou moins rapide mais incomplète des thrombus artériels pulmonaires [11]. Même incomplète, cette lyse est en général suffisante pour réduire rapidement la post charge ventriculaire droite permettant ainsi de passer le cap aigu [11]. En effet, elle abaisse la pression artérielle pulmonaire moyenne de 30 % et augmente l'index cardiaque de 15 % dés la deuxième heure [114, 115]. L'échographie montre une diminution de la taille du ventricule droit dès la troisième heure [114]. Une augmentation de 80 % de l'index cardiaque et une baisse de la pression artérielle pulmonaire moyenne de 40 % s'observe 72 heures après l'instauration de la thrombolyse [19, 22]. Le facteur limitant de ce traitement est le risque hémorragique qui est de 22 % d'après les registres ICOPER et MAPPET [26, 69]. Cette hémorragie peut être grave (hémorragie intracrânienne, choc hémorragique…) et parfois mortelle, dans 1,2 à 3 % des cas [11, 114, 116]. Pour cela, il faut toujours respecter les contres indications qui peuvent être absolues ou relatives [38]:

■ **Absolues**:

- Hémorragie active

- Antécédent d'hémorragie cérébrale

- Affection néoplasique évolutive cérébrale ou médullaire

- Intervention neurochirurgicale

■ **Relatives**:

- AVC ischémique

- HTA non contrôlée

- Traumatisme, Biopsie récente, ponction artérielle

- Thrombopénie, grossesse, AVC ischémique, MCE

Les molécules utilisées au cours de la fibrinolyse ainsi que les protocoles d'administration sont précisés dans **le tableau 2.**

Tableau 2. Les molécules et les protocoles de la thrombolyse [19].

Molécules	Protocoles d'administration
Streptokinase	• Une dose de charge 250000 UI sur 30 minutes suivi par une perfusion de 100000 UI périphérique pendant 12 à 24 heures, ou • 1,5 MUI sur 2 heures
l'urokinase	Une dose de charge de 4400 UI /Kg en 10 min suivie par une perfusion de 4400 UI/Kg/h sur 12 à 24.
rtPA	100 mg/2heures ou 0.6 mg/Kg sur 15 min.

9.2.1.4- La durée du traitement anticoagulant

La durée du traitement anticoagulant après un premier épisode d'EP est de 6 mois [19, 117]. Elle est d'une année en cas d'une première récidive. Pour les patients présentant des facteurs prédictifs de récidive embolique, un traitement anticoagulant à vie permet de réduire ce risque de 90 %. Cependant, ce bénéfice est partiellement controversé par le risque hémorragique [19].

9.2.2- La mise d'un filtre cave

Dans les TVP, la mise d'un filtre cave peut être indiquée en présence de l'une des situations suivantes :

• Contre indication au traitement anticoagulant.

• Inefficacité du traitement anticoagulant.

• Complication hémorragique au cours de l'anticoagulation

• Récidive thromboembolique sous traitement anticoagulant bien conduit.

La mise d'un filtre cave réduit de façon significative les migrations emboliques pulmonaires [61, 118, 119]. Dans un essai thérapeutique portant sur 400 patients présentant une TVP proximale, la mise du filtre cave a permis de réduire de façon significative les migrations emboliques pendant les 12 premiers jours par rapport à un traitement anticoagulant seul [61]. Toutefois, ce bénéfice apporté par le filtre cave à court terme est contrebalancé à long terme par l'augmentation de la fréquence des récidives des TVP [19, 61, 120] qui peut atteindre 20 % [19] et le risque de syndrome post thrombotique arrivant à 40 % [19] en plus du risque de thrombose de la veine cave inférieure avec une incidence qui peut atteindre 37 % [61, 121, 122].

Dans la série de Page et Orliguet [61] menée en milieu de réanimation l'indication de l'interruption de la veine cave inférieure a été restreinte et suggérant que le recours au filtre cave devrait être limité.

9.2.3-L'embolectomie chirurgicale ou percutanée

L'embolectomie chirurgicale est rarement indiquée ; elle ne se discute qu'en cas d'état de choc qui persiste ou qui s'aggrave après le traitement symptomatique et la fibrinolyse et/ou en cas de contre indications à la thrombolyse [19, 23, 38].

Elle peut être réalisée de façon chirurgicale (l'embolectomie chirurgicale, qui est une technique qui nécessite une équipe entraînée) ou par voie percutanée (par cathéter), laquelle repose soit sur l'aspiration soit sur la désagrégation des caillots artériels pulmonaires au moyen de cathéter introduit par veinotomie ou de façon percutanée [19, 23]. Les expériences concernant cette technique sont encore limitées.

10- EVOLUTION

10.1- Les complications liées au traitement

10.1.1- L'hémorragie

L'hémorragie est une complication majeure de l'héparinothérapie. Elle peut être en rapport avec un surdosage ou une association à un autre facteur d'hypocoagulabilité. Sa survenue incite à réévaluer l'indication initiale du traitement anticoagulant et à arrêter l'héparinothérapie. Le taux de complications hémorragiques sous héparine varie de 1 % à 12 % dans la littérature [11, 19, 52, 123].

10.1.2- La thrombopénie induite

Le bilan minimum à effectuer avant l'initiation de l'héparinothérapie comprend outre la recherche des contre- indications et l'exploration sommaire de l'hémostase par le dosage du TP et du TCA, une numération plaquettaire qui servira ultérieurement pour la surveillance de l'évolution du taux de plaquettes sous traitement.

La thrombopénie induite par l'héparine (TIH) est une complication sérieuse de l'héparinothérapie [19, 124]. Deux types de TIH sont identifiés :

TIH type I : est une thrombopénie précoce survenant dans les 48 heures suivant le début du traitement et faisant suite à la formation d'agrégats plaquettaires.

TIH type II : survient entre le 5ème et le 14ème jour de l'exposition à l'héparine (ou plus tôt si réintroduction) avec une chute du taux de plaquettes de plus de 40 % [19]. Elle s'associe à un mécanisme immuno-allergique par formation d'anticorps anti-plaquettes héparine-dépendants souvent de type Immunoglobuline G [19, 124]. Malgré la réduction du nombre de plaquettes, cette TIH s'associe à un risque élevé de thrombose [19, 124].

La conduite devant une suspicion de TIH est l'arrêt de l'héparinothérapie et son changement par un anticoagulant alternatif si l'anticoagulation est encore nécessaire et la recherche d'anticorps anti-plaquettes (anti PF4) héparine-dépendants pour confirmer le diagnostic [19, 124].

L'incidence de la thrombopénie varie de 1 à 3 % chez les patients recevant une HNF et elle est de 1% chez les patients recevant une HBPM [4].

L'établissement du diagnostic de la TIH chez des patients multitarés constitue un défi. En effet, d'autres causes de thrombopénie sont possibles : infection bactérienne, certains médicaments (céfotaxime, valproate de sodium, imipénème...), transfusion, pathologie de la moelle osseuse...

10.2- Les complications liées à la maladie

10.2.1- L'hypertension artérielle pulmonaire chronique post embolique

L'hypertension artérielle pulmonaire est définie par une pression artérielle pulmonaire supérieure à 25 mmHg au repos ou supérieure à 30 mmHg à l'effort avec une pression artérielle pulmonaire d'occlusion inférieure à 15 mmHg [125].

L'HTAP post embolique chronique est liée à l'organisation fibreuse de caillots au sein des artères pulmonaires, dans les suites d'une ou plusieurs EP aigues, passées inaperçues dans deux tiers des cas [19, 11]. Sur le plan physiopathologique, l'HTAP chronique post embolique résulte d'une part de l'obstruction vasculaire artérielle pulmonaire et d'autre part des lésions de remodelage vasculaire dans les territoires non occlus [11]. L'incidence de cette complication de l'EP est relativement faible allant de 0,5 à 3,8 %. L'obstruction chronique du lit vasculaire artériel pulmonaire provoque une élévation progressive des résistances artérielles pulmonaires aboutissant au stade ultime à une défaillance cardiaque droite [19, 126]. La phase initiale de cette complication est souvent asymptomatique et l'évolution est souvent marquée par l'installation progressive de dyspnée et d'hypoxémie puis à un stade tardif de tous les signes d'une défaillance cardiaque droite [19]. La stratégie diagnostique de cette pathologie est basée sur le cathétérisme cardiaque et l'échographie cardiaque ; la nature post-embolique est souvent évoquée sur les données de la scintigraphie de ventilation et de perfusion qui montre alors des défauts segmentaires de perfusion contrastant avec une ventilation normale [11, 19].

10.2.2- La récidive embolique

Après un premier épisode thromboembolique, le patient présente un risque de récurrence de cette pathologie pendant au moins 10 ans [77, 127] et cette récurrence est plus fréquente chez les patients de sexe masculin [47] et lorsque le traitement anticoagulant n'est pas bien conduit. La récidive embolique est trois fois plus fréquente après un premier épisode d'EP qu'après un premier épisode de TVP [19,128] et sa fréquence est largement augmentée par la présence d'une néoplasie active atteignant 20 % durant la première année qui suit l'épisode embolique [19, 128]. A l'exception de ces patients porteurs de néoplasie, le risque de récurrence après l'arrêt de l'anticoagulation varie selon la réversibilité des facteurs de risque favorisant la survenue du premier épisode. En effet, après l'arrêt du traitement, l'incidence annuelle de récidive d'une EP associée à des facteurs de risque est de 2,5 % alors que celui d'une EP idiopathique est de 4,5% [19, 129].

10.3- La mortalité

La mortalité de l'EP varie de 2,5 à 30 % selon les études [77, 130, 131]. Non traitée, l'EP s'associe à une évolution péjorative dans 30 % des cas [23, 132]. Par contre, la mortalité précoce des patients traités par héparine n'excède pas 10 % [133] et elle a même été de l'ordre de 5 et 7 % dans des études récentes [23, 133, 134]. Ce taux augmente chez les patients ayant une instabilité hémodynamique pour atteindre 15,2 % en cas d'hypotension artérielle associée,

24,5 % en cas de choc cardiogénique associé [23, 89] et 64,8% chez les patients ayant présenté un arrêt cardio-respiratoire [23].

11- LA PREVENTION

La prévention est le meilleur traitement de la MVTE. Elle repose dans tous les cas sur les moyens mécaniques qui sont :

- le lever rapide
- la mobilisation précoce qui diminue non seulement la fréquence des complications thromboemboliques mais aussi celle du décubitus,
- les règles d'hygiène veineuse simples telles que la surélévation des membres et le port de bas de contention qui permet de réduire significativement l'incidence des TVP des membres inférieurs [136].
- la compression mécanique intermittente
- La prescription des héparines de bas poids moléculaire

La prévention doit être adaptée au risque de MVTE estimé pour chaque patient avec association d'un traitement médicamenteux aux moyens mécaniques chez les patients à haut risque. Il s'agit dans la majorité des situations d'une HBPM en une injection par jour à une dose adaptée au risque thromboembolique. Les AVK à faible dose permettent aussi une efficacité équivalente à un faible coût mais avec un risque hémorragique plus élevé [20]. Les protocoles de prévention ont fait l'objet de recommandations précises en milieu chirurgical, alors qu'en milieu médical le risque est souvent sous estimé en dehors de deux grandes pathologies qui sont l'infarctus du myocarde et les accidents ischémiques cérébraux [3, 13, 19]. Une fois instauré, le traitement préventif nécessite une réévaluation périodique de son indication.

Les molécules approuvées pour la prévention de la MVTE chez les patients de la catégorie médicale sont :

- ❖ L'Enoxaparine
- ❖ La Daltaparine
- ❖ La Fondaparinux

Les molécules approuvées pour la prévention de la **MVTE** chez les patients de la catégorie chirurgicale sont précisées dans le **Tableau 3**.

Tableau 3 : Molécules d'héparine approuvées pour la prévention de la MVTE.

Molécules	Risque modéré	Risque élevé
Héparine calcique (**Calciparine®**)	2 injections SC/j 0,2 ml (5000 UI)	3 injections SC/j 0,2 ml (5000 UI)
HBPM **Nadroparine calcique** (**Fraxiparine®**)	1 injection SC/j 0,3 ml (2850 UI)	1 injection SC/j orthopédie : 0,2-0,4 ml (1860-3700 UI) en pré-op et jusqu'à j3, puis 0,3 - 0,6 ml (2800-5600 UI) à partir de j4
Enoxaparine (**Lovenox ®**)	20 mg (2000 UI)	40mg (4000UI)
Tinzaparine (**Innohep ®**)	2500 UI	3500 UI (cancer) 4500UI (orthopédie)
Daltéparine (**Fragmine ®**)	2500 UI	5000 UI

Références

1. **Dalen JE, Alpert JS.** Natural history of pulmonary embolism. Prog Cardio vasc Dis. 1975; 17: 259 -270.

2. **Oger E.** Incidence of venous thromboembolism:a community-based Study in Western France. EPI - GETBO Study Group. Group d'Etude de la thrombose de Bretagne Occidentale. Throm Haemost. 2000; 83: 657-660.

3. **Geerts WH, Pineo GF, Heit JA, Bergqvist D, Lassen MR, Colwell CW, Ray JG.** Prevention of venous thromboembolism: the Seventh ACCP Conference on Antithrombotic and Thrombolytic Therapy. Chest. 2004; 126:338S-400S.

4. **Lindblad B, Eriksson A, Bergqvist D.** Autopsy-verified pulmonary embolism in a surgical department: analysis of the period from 1951 to 1988. Br J Surg. 1991; 78:849-52.

5. **Goldhaber SZ , Hennekens CH,Evans DA, et al.** Factors associated with corrrect antemortem diagnosis of major pulmonary embolism. Am J Med.1982; 73:822-826.

6. **Stein PD, Henry JW.** Prevalence of acute pulmonary embolism among patients in a general hospital and at autopsy.Chest.1995; 108:978-981.

7. **Timothy A M., Heather F.** New Modalities for the Diagnosis of Deep Venous Thrombosis and Pulmonary Embolism. **Clinical Pulmonary Medicine.** 2005; **12** : 359-362

8. **Lucena J, Rico A, Vázquez R et al.** Pulmonary embolism and sudden-unexpected death: Prospective study on 2477 forensic autopsies performed at the institue of Legal Medicine in Seville. **J Forensic Leg Med.**. 2009; 16: 196-201.

9. **Mostafazadeh B, Ahmad EF, Zavvareh HT, Gharadaghi J, Saleki S.** Prevalence of pulmonary thromboemboli among referred cadavers having hospitalization records to Tehran Legal Medicine Center. **J Forensic Leg Med**. 2008 ; 15: 322-4.

10. **Aujesky D, Smith KJ, Cornuz J, Roberts MS**. Cost-effectiveness of low-molecular-weight heparin for treatment of pulmonary embolism. **Chest**. 2005; 128:1601-10.

11. Reiff DA, Haricharan RN, Bullington NM, Griffin RL, McGwin G Jr, Rue LW 3rd. Traumatic brain injury is associated with the development of deep vein thrombosis independent of pharmacological prophylaxis. **J Trauma.** 2009; 66:1436-40..

12. **K. Hogg, D Dawson and K Mackay-Jones**. Out patient diagnosis of pulmonary embolism: the MIOPED (Manchester Investigation of Pulmonary Embolism Diagnosis) Study. Emerg.Med.J. 2006; 23;123-127.

13. **Wakefield TW, Myers DD, Henke PK**. Mechanisms of venous thrombosis and resolution. **Arterioscler Thromb Vasc Biol**. 2008; 28:387-91.

14. **Cook D, Crowther M, Meade M, et al.** Deep venous thrombosis in medical-surgical critically ill patients: prevalence, incidence, and risk factors. Crit Care Med. 2005; 33: 1565–1571.

15. **Attia J, Ray JG, Cook DJ, Douketis J, Ginsberg JS, Geerts WH.** Deep vein thrombosis and its prevention in critically ill adults. Arch Intern Med. 2001; 161: 1268-79.

16. Bagot CN, Arya R. "Virchow and his triad: a question of attribution. **Br. J. Haematol.** 2008; **143**: 180–90

17. **Armand-Perroux A, Barrelier M-T**. La thrombose veineuse : quoi de neuf ? Réanimation. 2008 ; 17 : 736-744.

18. Cushman M. Epidemiology and Risk Factors for venous Thrombosis. Semin Hematol. 2007; 44: 62-69.

19. Torbicki A, Perrier A, Konstantinides S, et al. Guidelines on the diagnosis and management of acute pulmonary embolism: the Task Force for the Diagnosis and Management of Acute Pulmonary Embolism of the European Society of Cardiology (ESC). Eur Heart J. 2008; 29: 2276–2315.

20. Hermanides J, Cohn DM, Devries JH et al.Venous thrombosis is associated with hyperglycemia at diagnosis: a case-control study. **J Thromb Haemost**. 2009; 7: 945-9.

21. Breuer J, Meshcig R, Breuer HWM, Arnold G. Effects of serotonin on the cardiopulmonary circulatory system with and without 5- HT2-receptor blockade by ketanserin. **J Cardiovasc Pharmacol**. 1985; 7: S64–S66.

22. Tibbutt DA, Davies JA, Anderson JA, Fletcher EW, Hamill J, Holt JM et al. Comparison by controlled clinical trial of streptokinase and heparin in treatment of life-threatening pulmonary embolism. Br Med J. 1974; 1: 343–347.

23. J.L.DIEHL, A.Mercat. Gestion de l'embolie pulmonaire grave. Rev Mal Respir.1999 ; 16: 996-1006.

24. Samuel Z.Goldhaber,M.D. Pulmonary Embolism, The New England Journal of Medicine 1998,339:93-104.

25. Silverstein MD, Heit JA, Mohr DN, Petterson TM, O'Fallon WM, Melton LJ 3rd. Trends in the incidence of deep vein thrombosis and pulmonary embolism: a 25-year population-based study. **Arch Intern Med**. 1998; 158:585-593.

26. Goldhaber SZ, Visani L, De Rosa M. Acute pulmonary embolism: clinical outcomes in the International Cooperative Pulmonary Embolism Registry (ICOPER). **Lancet.** 1999; 353:1386-89.

27. Laporte S, Mismetti P, Décousus H, et al**.** Clinical predictors for fatal pulmonary embolism findings from the Riete Registry. **Circulation**. 2008; 117; 1711-1716.

 28. Bayrd RW, Cutz E. Sudden and unexpected death in infancy and childhood due to pulmonary thromboembolism. An autopsy Study. Arch Pathol lab Med. 1990; 114:142-4.

29. Tavil B, Kuskonmaz B, Kiper N, Cetin M, Gumruk F, Gurgey A. Pulmonary thromboembolism in childhood: a single-center experience from Turkey. **Heart Lung**. 2009; 38:56-65.

30. Burck JK, Connors RH, Coon WW, Wantraub WH, Wesley JR, Coran AG. Pulmonary embolisme in children. J pediatr Surg 1981; 16:385-91.

31. Paul D; Stein, MD, Sarah E. Fowler,Ph.d, Lawrence R. For the PIOPED II Investigators. Multidetector Computed Tomography for acute pulmonary Embolism.
 N Engl J Med. 2006; 354; 2317-27.

32. Heit JA, Silvertein MD, Mohr DN, Petterson TM, O'Fallon WM, Melton 3 rd LJ. Risk factors for deep vein thrombosis and pulmonary embolism: a population -based case-Control study. **Arch Intern Med** .2000; 160:809-815.

33. Muscedere JG, Heyland DK, Cook D. Venous thromboembolism in critical illness in a community intensive care Unit. Journal of critical care. 2007; 22: 285-289.

34. Cohen AT, Tapson VF, Bergman JF, Goldhaber SZ, Kakkar AK, Deslandes B, et al. Venous thromboembolism risk and prophylaxis in the acute hospital care setting (ENDORSE Study): amultinational cross-sectional study. **Lancet.** 2008; 371:387-94.

35. Todd JL, Tapson VF. Thrombolytic therapy for acute pulmonary embolism: a critical appraisal. **Chest.** 2009 ; 135:1321-9.

36. Sharma M, Degoricija V, Legac A, Gradiser M, Vucicević Z. The epidemiology and diagnostic approach to acute pulmonary embolism in the university hospital. **Coll Antropol**. 2009; 33: 57-63.

37. Slobogean GP, Lefaivre KA, Nicolaou S, O'Brien PJ. A systematic review of thromboprophylaxis for pelvic and acetabular fractures. **J Orthop Trauma**. 2009 ; 23: 379-84.

38. G.Meyer, O.Sanchez. Embolie Pulmonaire. **EMC-Aneshésie Réanimation 1; 2004; 54-68**.

39. Knudson MM, Collins JA, Goodman SB, et al. Thromboembolism following multiple trauma. **J Trauma.** 1992; 92:2–11.

40. Knudson MM, Ikossi DG, Khaw L, Morabito D, Speetzen LS.. thromboembolism After Trauma. An Analysis of 1602 Episodes From the American College of Surgeons. National Trauma Data Bank. **Annals of Surgery.** 2004; 240:490-6.

41. Shackford SR, Davis JW, Hollingsworth-Frielund P, et al. Venous thromboembolism in patients with major trauma. Am J Surg. 1990; 159: 365–369.

42. Gando S, Nanzaki S, Morimoto Y, Kobayashi S, Kemmotsu O. Systemic activation of tissue-factor dependent coagulation pathway in evolving acute respiratory distress syndrome in patients with trauma and sepsis. J Trauma 1999; 47:719–23.

43. - Geerts WH, Jay RM, Code KI, Chen E, Szalai JP, Saibil EA, et al. A comparison of low dose heparin with low-molecular weight-heparin as prophylaxis against venous thromboembolism after major trauma. N Engl J Med 1996; 335:701–7.

44. R.Selby, W.Geerts, F.A. Ofosu, et al. Hypercoagulabiliy after trauma: Hemostatic changes and relationship to venous thromboembolism.
Thromb Res. 2009;124: 281-7

45. Geerts WH, Code KI, Jay RM, Chen E, Szalai JP. A prospective study of venous thromboembolism after major trauma. **N Engl J Med**. 1994; 331: 1601-6.

46. Norwood SH, McAuley CE, Berne JD,et al. Prospective Evaluation of the Safety of Enoxaparin Prophylaxis for Venous Thromboembolism in Patients With Intracranial Hemorrhagic Injuries. **Arch Surg.** 2002; 137:696-702.

47. Kyrle PA, Minar E, Bialonczyk C, Hirschl M, Weltermann A, Eichinger S.. The Risk of Recurrent Venous Thromboembolism in Men and Women. **N Engl J Med 2004**; 350:2558-63.

48. Stein PD, Sostman HD, Bounameaux H et al. Challenges in the Diagnosis Acute Pulmonary Embolism. Am J Med. 2008; 121: 565-571.

49. Geerts WH, Bergqvist D, Pineo GF, Heit JA, Samama CM, Lassen MR, et al. Prevention of venous thromboembolism: American College of Chest Physicians evidence-based clinical practice guidelines (8th ed.). Chest 2008; 133:381S—453S.

50. Tetri S, Hakala J, Juvela S, Saloheimo P, Pyhtinen J, Rusanen H, Savolainen ER, Hillbom M. Safety of low-dose subcutaneous enoxaparine for the prevention of venous thromboembolism after primary intra cerebral haemorrhage. **Thrombosis Research. 2008**; 123: 206-212.

51. Warlow C, Ogston D, Douglas AS. Deep venous thrombosis of legs after strokes: Part I – Incidence and predisposing factors. Part II – Natural history. Br Med J. 1976; 1:1178-83.

52. Kokturk N, Demir N, Oguzulgen IK, Demirel K, Ekim N. Fever in pulmonary embolism. **Blood Coagul Fibrinolysis**. 2005; 16: 341-7.

53. Risk of and prophylaxis for venous thromboembolism in hospital patients. Thromboembolic Risk Factors (THRIFT) Consensus Group. BMJ. 1992; 305(6853):567-74.

54. Huisman MV, Buller HR, Ten Cate JW, Van Royen EA, Vreeken J, Kersten MJ, Bakx R. Unexpected high prevalence of silent pulmonary embolism in patients with deep venous thrombosis. **Chest**. 1989;95:498-502.

55. Meneveau N, Vuillemenot A, Bassand J.-P. L'Embolie Pulmonaire. Evaluation clinique démarche diagnostique et stratégie thérapeutique. Boeringer Ingelheim France.R and J. Edition médicale 1997 ; 11 - 53

56. Bahloul M, Chaari A, Kallel H, Abid L, Hamida CB, Dammak H, Rekik N, Mnif J, Chelly H, Bouaziz M. Pulmonary embolism in intensive care unit: Predictive factors, clinical manifestations and outcome. Ann Thorac Med. 2010; 5: 97-103.

57. Bell WR,Simon TL, De Mets DL. The clinical features of submassive and massive pulmonary embolism.Am J Med, 1977; 62:355-360.

58. Calvo-Romero JM, Pérez-Miranda M, Bureo-Dacal P. Wheezing in patients with acute pulmonary embolismwith and without previous cardiopulmonary disease. **Eur J Emerg Med**. 2003; 10: 288-9.

59. Value of the ventilation/perfusion scan in acute pulmonary embolism. Results of the Prospective Investigation of Pulmonary Embolism Diagnosis (PIOPED). The PIOPED Investigators. JAMA 1990; 263:2753–2759.

60. Elliot CG. Pulmonary physiology during pulmonary embolism. Chest. 1992;101:163S-171S.

61. Page Y, Orliguet G. Maladie thromboembolique en réanimation: interruption cave et embolectomie. Réanimation. 2001;10: 499-504.

62. Stein PD, Willis PW 3rd, DeMets DL**.** History and physical examination in acute pulmonary embolism in patients without preexisting cardiac or pulmonary disease. Am J Cardiol, 1981; 47:218.

63. The Urokinase-Streptokinase Pulmonary Embolism Trial.Phase 2 results.A cooperative study. JAMA. 1974.223:1606.

64. Miniati M, Bottai M, Monti S. Comparison of 3 Clinical Models for Predicting the Probability of Pulmonary Embolism. Medicine (Baltimore). 2005; 84:107-114.

65. Guidelines on diagnosis and management of acute pulmonary embolism. Task force on pulmonary embolism, European Society of Cardiology. **Eur Heart J. 2000; 21:1301-36.**

66. Jardin F. Le ventricule droit dans l'Embolie Pulmonaire. Réanimation 2001; 10:225-31.

67. **Geibel A, Zehender M, Kasper W, Olschewski M, Klima C, Konstantinides SV.** Prognostic value of the ECG on admission in patients with acute major pulmonary embolism. Eur Respir J. 2005; 25: 843-848.

68. Kenneth E. Wood.Major Pulmonary Embolism: Review of a Pathophysiologic Approach to the Golden Hour of Hemodynamically Significant Pulmonary Embolism.Chest. 2002; 121: 877-905.

69. Konstantinides S, Geibel A, Olschewski M, Heinrich F, Grosser K, Rauber K, et al. Association between thrombolytic treatment and the prognosis of hemodynamically stable patients with major pulmonary embolism. Results of a multicenter registry. Circulation. 1997; 96: 882-8.

70. Victor F.Tapson,M.D. Acute pulmonary Embolism. Medical progress. **N Engl J Med.** 2008; 358:1037-52.

71. Fedullo PF, Tapson VF. Clinical practice. The evaluation of suspected pulmonary embolism. **N Engl J Med**. 2003; 349:1247-56.

72. Wells PS, Anderson DR, Rodger M, Ginsberg JS, Kearon C, Gent M et al. Derivation of a simple clinical model to categorize patients probability of pulmonary embolism: increasing the models utility with the SimpliRED D-dimer. Thromb Haemost 2000; 83:416-420.

73. Le Gal G, Righini M, Roy PM, Sanchez O, Aujesky D, Bounameaux H et al. Prediction of pulmonary embolism in the emergency department: the revised Geneva score. Ann Intern Med. 2006; 144: 165- 171.

74. Klok FA, Kruisman E, Spaan J et al. Comparison of the revised Geneva score with the Wells rule for assessing clinical probability of pulmonary embolism. J Thromb Haemost. 2008; 6: 40- 44.

75. Kruip MJ, Leclercq MG, van der Heul C, Prins MH, Büller HR. Diagnostic strategies for excluding pulmonary embolism in clinical outcome studies. A systematic review. Ann Intern Med. 2003 ; 138: 941–951.

76. Meyer G, Chopin C, Remy J, Slama M. Diagnostic de l'Embolie Pulmonaire sur poumon pathologique (insuffisance respiratoire chronique obstructive), sous respiration artificielle et chez le patient jugé intransportable. Réanimation. 2001; 10: 478-83.

78. Stein PD, Goldhaber SZ, Henry J W. Arterial blood gas analysis in the assessement of suspected acute pulmonary embolism. Chest. 1995; 107: 139-143.

79. Stein PD, Hull RD, Patel KC, Olson RE, Ghali WA, Brant R, et al. D-dimer for the exclusion of the acute thrombosis and pulmonary embolism: a systematic review. Ann Intern Med. 2004; 140:589—602.

80. Wells PS, Anderson DR, Rodger M, et al. Excluding pulmonary embolism at the bedside without diagnostic imaging: management of patients with suspected pulmonary embolism presenting to the emergency department by using a simple clinical model and d-dimer. Ann Intern Med J. 2001; 135:98 –107.

81. **Deborah A.Quinn, Robert.B.Fogel, Synthia**. D-Dimère in the Diagnosis of pulmonary embolism. Pulmonary critical unit care.1999; 153:1445-1449.

82. **Perrier A, Desmarais S, Miron MJ, de Moerloose P, Lepage R, Slosman D et al.** Non-invasive diagnosis of venous thromboembolism in outpatients. Lancet 1999; 353:190–195.

83. **Segal JB, Streiff MB, Hofmann LV,Thrton K,Bass EB**. Management of venous thromboembolism: a systematic review for a practice guideline. Ann Intern Med 2007; 146:211-22.

84. **Elliott CG, Goldhaber SZ, Visani L, DeRosa M.** Cooperative Pulmonary Embolism Registry Embolism: Results From the International Chest Radiographs in Acute Pulmonary. Chest 2000; 118; 33-38.

85. **Kearon C, Ginsberg JS, Hirsh J**. The role of venous ultrasonography in the diagnosis of suspected deep venous thrombosis and pulmonary embolism. Ann Intern Med 1998; 129:1044–1049.

86. **Perrier A, Bounameaux H.** Ultrasonography of leg veins in patients suspected of having pulmonary embolism. Ann Intern Med 1998; 128:243–245.

87. **Jardin F, Dubourg O, Bourdarias JP.** Echocardiographic pattern of acute cor pulmonale. Chest. 1997; 111: 209-17.

88. **Stavors Konstantinidis.** Pulmonary embolism:impact of right ventricular dysfunction. Current opinion in cardiology. 2005, 20:496-501.

89. **Kasper W, Konstantinides, Geibel A et AL**. Managements strategies and determinants of outcome in acute major pulmonary embolism: results of a multicenter registry. J Am Coll Cardiol. 1997; 30: 1165-71.

90. Ribeiro A, Lindmarker P, Juhlin-Dannfelt A, Johnsson H, Jorfeldt L. Echocardiography Doppler in pulmonary embolism: right ventricular dysfunction as a predictor of mortality rate. **Am Heart J**. 1997; 134: 479-87

91. **Alderson PO, Martin EC**. Pulmonary embolism: diagnosis with multiple imaging modalities. **Radiology**. 1987; 257:3257-3259.

92. **McNeil BJ**. A diagnostic strategy using ventilation-perfusion studies in patients suspect for pulmonary embolism. J Nucl Med. 1976; 17:613-616.

93. **Alderson PO, Doppman JL, Diamond SS et al.** Ventilation-perfusion lung imaging and selective pulmonary angiography in dogs with experimental pulmonary embolism. **J Nucl Med**. 1978; 19:164-171.

94. **Kispper MS, Moser KM, Kortman KE et al**. Long term follow-up of patients with suspected pulmonary embolism and a normal lung scan. **Chest**. 1982;82:411-415.

95. **Rémy J, Rémy-Jardin M, Giraud F et al**. Le balayage spiralé volumique et ses applications en pathologie thoracique. Rev Mal Resp, 1994;11:13-27.

96. **Remy-Jardin M, Remy J, Wattinne L, Giraud F.** Central pulmonary thromboembolism:diagnosis with spiral volumetric CT with the single-breath-hold technique:comparison with pulmonay angiography. Radiology. 1992;185:381-387.

97. Goodman LR,Curtin JJ, Mewissen MW,et al. Detection of pulmonary embolism in patients with unresolved clinical and scintigraphie diagnosis : Helical CT Roentgnol.1995; 164:1369-1374.

98. Van Rossum AB, Pattynama PM, Tjin ER et al. Pulmonary embolism validation of spiral Ctangiography in 149 patients.Radiology.1996;201: 467-470.

99. Goodman LR, Lipchik RJ, Kuzo RS, et al. Subsequent pulmonary embolism: risk after a negative helical CT pulmonary angiogram-prospective comparison with scintigraphy.
Radiology.2000; 215:535–542.

100. **Mercat M, Orliaguet G.** Traitement symptomatique de la défaillance cardiorespiratoire de l'Embolie Pulmonaire grave. Réanimation. 2001; .10:495-498.

101. Belenkie I, Dani R, Smith ER, Tyberg JV. Effects of volume loading during experimental acute pulmonary embolism. Circulation. 1989; 80: 178-88.

102. Ghignone M, Girling L, Prewitt RM. Volume expansion versus norepinephrine in treatment of a low cardiac output complicating an acute increase in right ventricular afterload in dogs. Anesthesiology. 1984; 60: 132-5.

103. Vlahakes GJ, Turley K, Hoffman JIE. The pathophysiology of failure in acute right ventricular hypertension: hemodynamic and biochemical correlation. Circulation. 1981; 63: 87-95.

104. Mercat A, Diehl JL, Meyer G, Teboul JL, Sors H. Hemodynamic effects of fluid loading in acute massive pulmonary embolism. Crit Care Med. 1999; 27: 540-4.

105. Ducas J, Stitz M, Gu S, Schick U, Prewitt RM. Pulmonary vascular pressure-flow characteristics, effects of dopamine before and after pulmonary embolism. AmRevRespir Dis. 1992 ; 146 :307-12.

106. Sharma GV, McIntyre KM, Sharma S, Sasahara AA.. Clinical and hemodynamic correlates in pulmonary embolism. Clin Chest Med. 1984; 5: 421-37.

107. Smulders YM. Pathophysiology and treatment of heamodynamic instability in acute pulmonary embolism:the pivotal role of pulmonary vasoconstricion .
Cardiovasc Res. 2000; 48:23-33.

108. Molloy DW, Lee KY, Jones D, Penner B, Prewitt RM. Effects of noradrenaline and isoproterenol on cardiopulmonary function in a canine model of acute pulmonary hypertension. Chest. 1985 ; 88 : 432-5.

109. Molloy WD, Lee KY, Girling L, Schick U, Prewitt RM. Treatment of shock in a canine model of pulmonary embolism. Am Rev Respir Dis. 1984; 130: 870-4.

110. Büller HR, Agnelli G, Hull RD, Hyers TM, Prins MH, Raskob GE. Antithrombotic therapy for venous thromboembolic disease: the Seventh ACCP Conference on Antithrombotic and Thrombolytic Therapy. Chest 2004; 126: 401S-428S.

111. Blondon M, Bounameaux H, Righini M. Treatment strategies for acute pulmonary embolism. Expert Opin Pharmacother. 2009; 10:1159-71.

112. Hull R, Raskob G,Rosenblum D et al. Heparine for 5 days as compared with 10 days in the initial treatment of proximal venous thrombosis. N Engl J Med. 1990; 322:1260-1264.

113. **Schulman S, Lockner D, Bergstrom K, Blomback M.** Intensive initial oral anticoagution and shorter heparin treatment in deep venous thrombosis. Thromb Haemosts. 1984;52:276-280.

114. **Charbonnier B**. Indications des thrombolytiques. Réanimation. 2001; 10: 484-6.

115. **Dalla-Volta S, Palla A, Santolicandro A, Giuntini C, Pengo V, Visioli O, et al.** PAIMS 2: Alteplase combined with heparin versus heparin in the treatment of acute pulmonary embolism. Plasminogen Activator Italian Multicenter Study 2. J Am Coll Cardiol. 1992; 20 : 520-6.

116. **Kanter DS, Mikkola KM, Patel SR, Parker JA, Goldhaber SZ.** Thrombolytic therapy for pulmonary embolism. Frequency of intracranial hemorrhage and associated risk factors. Chest. 1997 ; 111 : 1241-5.

117. **Samuel Z.Goldhaber and C.Gregory,Elliott**. Acute pulmonary embolism:Part I:Epidemiologiy,Pathophysiology,AND diagnosis. Circulation. 2003; 108; 2726-2729.

118. **Hirsch J, Hoak J.** Management of deep vein thrombosis and pulmonary embolism a statement for healthcare professionals. Circulation. 1996; 93 : 2212-45.

119. **Hyers TM, Agnelli G, Hull RD, Morris TA, Samama M, Tapson V, et al.** Antithrombotic therapy for venous thromboembolic disease. Chest. 2001 ; 119 : 176S-93S.

120. **Decousus H, Leizorovicz A, Parent F, Page Y, Tardi B, Girard P, et al.** A clinical trial of vena caval filters in the prevention of pulmonary embolism in patients with proximal deep-vein thrombosis. N Engl J Med. 1998; 338: 409-15.

121. **Becker DM, Philbrick JT, Selby JB.** Inferior vena cava filters: indications, safety, and effectiveness. Arch Intern Med. 1992; 152: 1985-94.

122. **Tardy B, Mismetti P, Page Y, Decousus H, Da Costa A, Zeni F, et al.** Symptomatic inferior vena cava filter thrombosis : clinical study of 30 consecutive cases. Eur Respir J. 1996; 9 : 2012-6.

123. **Ginsberg JS.** Management of venous thromboembolism. N Engl J Med. 1996; 335:1816-28.

124. **Gowthami M. Arepally,M.D.,and Thomas L. Ortel,M.D. Ph.D**. Heparin-induced thrombocytopenia. N.Engl J Med. 355; 8:809-817.

125. **Bruno Besse, Nicolas Lellouche. CAT devant une HTAP**. Cardiologie et maladies vasculaires. édition 2005-2006. pp : 151-154.

126. **Hoeper MM, Mayer E, Simonneau G, Rubin LJ.** Chronic thromboembolic pulmonary hypertension. Circulation. 2006; 113:2011–2020.

127. **Heit JA, Mohr DN, Silverstein MD, Petterson TM, O'Fallon WM, Melton LJ III.** Predictors of recurrence after deep vein thrombosis and pulmonary embolism: a population-based cohort study. Arch Intern Med. 2000; 160: 761–68.

128. **Murin S, Romano PS, White RH.** Comparison of outcomes after hospitalization for deep venous thrombosis or pulmonary embolism. Thromb Haemost. 2002; 88: 407–414.

129. **Agnelli G, Prandoni P, Becattini C, Silingardi M, Taliani MR, Miccio M et al.** Extended oral anticoagulant therapy after a first episode of pulmonary embolism. Ann Intern Med. 2003; 139:19–25.

130. **Anderson FA, Wheeler HB, Goldberg RJ, Hosmer DW, Patwardhan NA.** A population-based prospective of the hospital incidence and case-fatality of deep vein thrombosis and pulmonary embolism, Arch Inter Med. 1991; 151: 933-8.

131. **Carson JL, Kelley MA, Duff A, et al.** The clinical course of pulmonary embolism. N Engl J Med. 1992; 326: 1240–45.

132. **Barrit DW, Jordan SC.** Clinical features of pulmonary embolism. Lancet 1961, 1:729-32.

133. **Barrit DW, Jordan SC**. Anticoagulant drugs in the treatment of pulmonary embolism. Lancet . 1960; 1:1309-12.

134. **Simonneau G, Sors H, Charbonnier B et al.** A comparison of low-molecular-weight heparin with unfractionated heparin for acute pulmonary embolism. N Engl J Med. 1997; 337:663-9.

135. **THE COLOMBUS INVESTIGATORS:** Low-molecular-weight heparin in the treatment of patients with venous thromboembolism. N Engl J Med. 1997; 337:657-62.

136. **Fisher CG, Blachut PA, Salvian AJ, Meek RN, O'Brien PJ,**
Effectiveness of pneumatic leg compression devices for the prevention of thromboembolic disease in orthopaedic trauma patients: a prospective, randomized study of compression alone versus no prophylaxis. J Orthop Trauma. 1995; 9:1-7

TABLE DE MATIERES

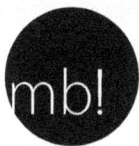

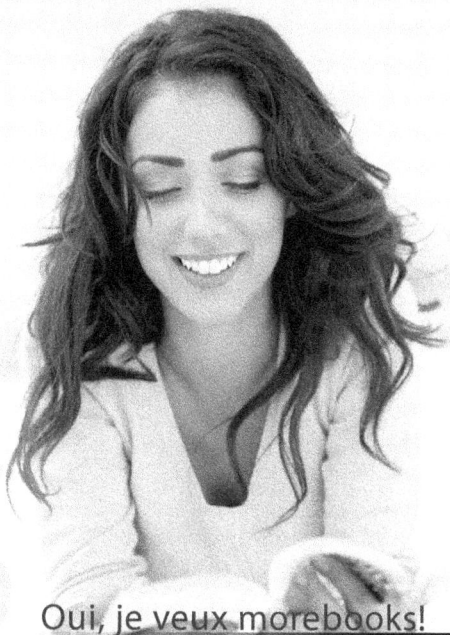

www.ingramcontent.com/pod-product-compliance
Lightning Source LLC
Chambersburg PA
CBHW021609210326
41599CB00010B/672